遵义市科技创新人才团队培养项目（遵市科合【2015】40号）

药用昆虫九香虫

侯晓晖　编著

科学出版社

北　京

内 容 简 介

　　九香虫作为一种重要的道地药材，具有广阔的中药材开发利用前景。本书从药用昆虫的角度全面介绍了九香虫的形态特征及生物学特征、伪品鉴别、人工养殖、营养成分和药用价值等内容，系统总结了九香虫的相关研究成果，为提高中药产业科技含量提供了基础研究工作，同时融合九香虫相关研究的最新研究进展，是药用昆虫领域一部比较全面、深入的著作。本书适合中药学等相关专业人员作为研究参考书目。

图书在版编目 (CIP) 数据

药用昆虫九香虫 / 侯晓晖编著 . —北京：科学出版社，2019.2
ISBN 978-7-03-059927-8

Ⅰ . ①药… Ⅱ . ①侯… Ⅲ . ①九香虫－研究 Ⅳ . ① R282.74

中国版本图书馆 CIP 数据核字（2018）第 271586 号

责任编辑：陈若菲　戚东桂 / 责任校对：张小霞
责任印制：徐晓晨 / 封面设计：龙　岩

科 学 出 版 社 出版
北京东黄城根北街 16 号
邮政编码：100717
http://www.sciencep.com
北京凌奇印刷有限责任公司 印刷
科学出版社发行　各地新华书店经销
*
2019 年 2 月第 一 版　开本：720×1000　1/16
2019 年 2 月第一次印刷　印张：7　插页：3
字数：131 000
POD定价：80.00元
（如有印装质量问题，我社负责调换）

前　言

　　昆虫是地球上种类最多、数量最大的动物类群，据统计，全世界已记载的昆虫达到100万种以上，占动物物种总数的2/3以上。随着科学技术的进步和人类对昆虫研究的深入，越来越多的昆虫成为有利于人类生产、生活的资源昆虫，与人类的生活息息相关，为农业、畜牧业及医药等行业的发展做出了巨大的贡献。资源昆虫是指虫体本身或其产物、行为直接或间接为人类所利用，具有特殊的利用价值，能够产生显著的经济、社会和生态效益。根据其利用方式的差异，资源昆虫又可分为饲用昆虫、食用昆虫、药用昆虫、观赏昆虫、传粉昆虫、天敌昆虫、法医昆虫、工业原料昆虫等。

　　药用昆虫是指直接或间接利用昆虫虫体或其产物等入药，对人体有滋补和治疗等功效的昆虫类群。我国是应用昆虫作药物最早的国家之一，据考证，我国最古老的中药方面的著作是公元前1世纪至公元前2世纪的《神农本草经》，书中已记载中药昆虫10余种。我国传统中医药中有不少昆虫作为药用材料配方而直接入药，许多药用昆虫不但可以治疗疾病，还具有食疗保健的作用。一些昆虫既是食品，又是滋补和保健良药。国人食用昆虫历史悠久，有食药同源、寓医于食的传统。目前，我国可利用的药用昆虫资源种类偏少，常用的也就几十种，故药用昆虫种类开发的潜力巨大。随着高新技术的应用，昆虫活性物质得以分离纯化和人工合成，昆虫体内一些在医学或其他特殊领域有重要价值的酶、激素、色素、蛋白质和脂肪等的工厂化生产及昆虫活性物质资源库的建立等都是亟须重点研究解决的问题。

　　九香虫作为我国传统的药用昆虫，始载于明代李时珍所著的《本草纲目》，其药性温、味咸，是药食兼可的中药。其作为食品气香味美，营养价值极高，已成为新一代的保健食品；作为药品用于中医临床，疗效确切，尤其在治疗肝胃气滞所致的胸胁胀痛、肾阳不足的阳痿早泄等症及癌症疼痛等方面具有独特的疗效，常配伍应用。随着药食应用的日益广泛，九香虫药用与食用的价值逐年提升，进一步加强其药化、药理研究，明确药效物质基础，将会更大地发挥其资源利用价值。

编写本书的目的是为了系统总结九香虫的研究概况，促进我国开发利用药用昆虫事业的发展，加快中药现代化、产业化的进程，为更有效地利用九香虫提供理论和实验依据。本书从昆虫、食用和药用3个角度全面系统地介绍了九香虫，内容翔实、通俗易懂，是开展九香虫相关研究的重要参考书目。

本书在贵州省教育厅重大项目"药用九香虫高产养殖关键技术研究及其功能性产品开发"（黔教合重大专项字［2014］031）及贵州省组织部"西部之光"项目的资助下完成，在此表示感谢。

侯晓晖

2018年4月30日

目　　录

第一章

九香虫概述

　　九香虫是我国传统的药用昆虫，为蝽科昆虫九香虫 *Coridius chinensis*（Dallas）的干燥全虫，俗称"打屁虫""屁巴虫"等。《中华人民共和国药典》（2010年版）记载，九香虫归肝、脾、肾经，具有理气止痛、温中助阳的功效。中医临床多用于主治胃寒胀痛、肝胃气痛、肾虚阳痿、腰膝酸痛等症，因其具有壮阳功效，常见于中药方剂中，如三育散、紫石黄助阳方、舒肝乌龙丹等。九香虫广泛分布于我国南方地区，贵州作为其主产区之一具有分布范围广、资源丰富等优势，当地流传着"有钱吃鹿茸，无钱吃打屁虫"和"吃了屁巴虫，滋补赛参茸"等俗谚，民间素有食用九香虫的习俗。因此，无论是作为药用昆虫还是保健食品，九香虫都具有良好的应用前景。

一、研究的历史与现状

　　明代医药学家李时珍所著的《本草纲目》中记载："九香虫，产于贵州永宁卫赤水河中。大如小指头，状如水黾，身青黑色。至冬伏于石下，土人多取之，以充人事。至惊蛰后即飞出，不可用矣。主治膈脘滞气，脾肾亏损，壮元阳。"《中药大辞典》记载，九香虫对于神经性胃病、精神忧郁而致的胸口痛、脾肾阳虚的腰膝酸软乏力、阳痿、遗尿等症有显著疗效。《本草新编》也记载，九香虫乃虫中之至佳者，入丸、散中以扶正最宜，但不宜入于汤剂，以其性滑，恐动大便耳；其亦兴阳之物，然非人参、白术、巴戟天、肉苁蓉、破故纸（补骨脂）之类，亦未见其大效也。《中华人民共和国药典》记载，九香虫性味咸、温，归肝、脾、肾经，具理气止痛、温中助阳的功效。

　　随着中药现代化研究和虫药研究的不断深入，九香虫已成为治疗多种疾病的重要药物，如各类疼痛（包括痛经、心绞痛等）、胃炎、阳痿不育、肝炎、肝癌、神经衰弱等。目前，关于九香虫的研究主要集中在生物学、生态学、营养物质及活性成分、药理作用、临床应用及人工养殖等多个方面，上述研究工作将为其在药用和保健领域的深度开发利用奠定基础。

二、分类与地理分布

九香虫 *Coridius chinensis*（Dallas）隶属于半翅目 Hemiptera、异翅亚目 Heteroptera、蝽科 Pentatomidae、兜蝽属 *Coridius*，其分类地位在不同学者的著作中有所变更，如南开大学萧采瑜所著《中国蝽类昆虫鉴定手册》中将九香虫归属于蝽科 Pentatomidae、兜蝽亚科 Dinidorinae、兜蝽属 *Aspongopus*，而林敏鉴等在《中国兜蝽科昆虫名录》中又将其归属在兜蝽亚科 Dinidorinae、兜蝽属 *Coridius* 中，中文属名虽然不变，但是拉丁学名发生改变。同时，国际上权威的蝽类昆虫研究网站也将九香虫划分在兜蝽属 *Coridius* 中。近年来，国内外发表的关于九香虫的学术论文非常多，两个学名 *Aspongopus chinensis*（Dallas）和 *Coridius chinensis*（Dallas）都多次出现，且以前者居多，学名误用现象严重。

九香虫在世界动物地理区划分中属东洋区系，主要产于我国及东南亚部分国家（越南、老挝等），我国见于贵州、云南、四川、广西、安徽、江苏、福建、浙江、江西、湖南、湖北、广东、台湾等地，以贵州、四川等地为主产区。

三、形态特征与生活习性

九香虫是一种会飞的紫黑色略带铜色光泽的昆虫，虫体状如水龟，呈椭圆形，指甲般大小，长 1.7～2.2cm、宽 1.0～1.2cm；头小，呈三角形，复眼突出、卵圆形，单眼 1 对，橙黄色，喙较短，触角 5 节，末端呈橘黄色或黄色，可作为近缘种鉴定的明显特征之一；前胸背板前狭后宽，表面密布细刻点，并有黑色褶皱，小盾片大，翅 2 对，前翅为半鞘翅，棕红色，翅末为膜质，足 3 对，后足最长；腹面黄色，密布细刻及皱纹，后胸腹板近前缘区有 2 个臭孔，位于后足基节前外侧。

每年的春夏季节，九香虫会在农作物的茎叶上吸食浆液，若人们不小心碰到它，其便放出一种奇臭难闻的气体，使人避而远之，因而有了臭板虫、屁巴虫、打屁虫、臭大姐等诸多臭名。由于九香虫中油脂较丰富，一经炒熟，即是一种香美可口、养生延年的药用美食，又赢得"九香虫"的美称。九香虫分布的地区，当地人有取食九香虫的习俗，多在每年 10 月至次年 3 月前捕捉，置于容器内加酒少许将其闷死，亦可置沸水中烫死，再取出干燥，可生用或用文火微炒后食用。除了作为药用保健食品外，九香虫还是为害农作物的害虫，可寄生于南瓜、冬瓜、西瓜、丝瓜等葫芦科植物，亦可使豆类、茄科、桑、玉米、柑橘等植物受害。

四、营养成分

一直以来，九香虫在民间作为保健食品为人们所食用，主要是因其含有大量的营养物质及天然活性产物，人们常说的九香虫油即脂肪酸，如硬脂酸、棕榈酸、油酸等，而九香虫的臭味来源于醛或酮类物质。刘伦沛等对九香虫干燥虫体的粗蛋白、粗脂肪、微量元素、维生素、氨基酸含量进行测定，结果如下：①九香虫中粗蛋白的含量达44.3%，并检出含精氨酸、赖氨酸、丙氨酸、苏氨酸、甘氨酸、缬氨酸、丝氨酸、脯氨酸、异亮氨酸、亮氨酸、甲硫氨酸、组氨酸、苯丙氨酸、谷氨酸、天冬氨酸、胱氨酸、酪氨酸、色氨酸18种氨基酸，其中8种人体必需氨基酸占氨基酸总量的29.9%，加上酪氨酸和胱氨酸则可达42.38%，联合国粮食及农业组织/世界卫生组织（FAO/WHO）模式下必需氨基酸中建议加上后两种；儿童生长发育必需的组氨酸和精氨酸含量达11%；鲜味氨基酸天冬氨酸、谷氨酸、丙氨酸与甘氨酸含量达15.5%。因此，九香虫既能提供人体必需的氨基酸，又具有良好的口感。②九香虫中粗脂肪占其干重的53.0%，油脂中含有12种脂肪酸，不饱和脂肪酸含量占总油脂的57.1%，包括十四碳一烯酸（C14：1）、软脂油酸（C16：1）、油酸（C18：1）、亚油酸（C18：2）、芥酸（C22：1）与二十二碳二烯酸（C22：2）6种，其中亚油酸和二十二碳二烯酸为人体不能合成的脂肪酸。③九香虫中微量元素以铁的含量相对较多，达到202.5mg/kg，其次是锌，为68.37mg/kg，铜的含量相对较少，为19.12mg/kg，符合人体对微量元素的分配要求。④九香虫中还含有维生素A、维生素E、维生素B_1和维生素B_2等维生素，以维生素A的含量最高。

另外，不同学者对九香虫中微量元素砷的含量进行测定，通过对不同样本的抽检，发现砷的质量分数在一定范围内浮动，可能与不同地域、不同时间及环境污染程度不同有关。由于九香虫是重要的虫类中药，其有毒有害微量元素的检测是非常必要的。

五、药理作用

九香虫作为我国传统中药多用于治疗阳痿、血管瘤、疼痛等疾病，随着中药研究的现代化及科学机制的逐渐揭示，九香虫被应用在多个方面。

1. 抗菌作用　九香虫有良好的抗菌作用，体外实验中对金黄色葡萄球菌、伤寒沙门菌、甲型副伤寒沙门菌、福氏志贺菌等具有抗菌效应，且对其血淋巴分离提纯获得一种小分子肽，对大肠杆菌和金黄色葡萄球菌均有良好的抑菌作用。

2. 抗癌作用　九香虫作为复方香龙散（由半夏、天龙、九香虫、白术等组成）的组方，通过血清药理学的方法发现其可诱导人胃癌细胞凋亡，主要作用于癌细胞的DNA复制期。另外，单独使用九香虫，通过不同提取试剂获得九香虫的不同部位，可以对多种癌细胞产生抑制增殖及促进凋亡的作用。

3. 镇痛作用　中药九香岩痛宁（由鼠妇、九香虫、延胡索等组成）可有效提高小鼠痛阈，降低腹腔PGE_2的含量，有明显的镇痛作用；由广木香、九香虫等组成的中成药证明具有较强的解痉止痛效应。

虽然九香虫在抗菌、抗癌和镇痛等方面具有良好的应用，但仍存在两方面不足，一方面为药理研究主要针对的是含有九香虫的复方，缺乏对九香虫单味中药的研究；另一方面为对发挥上述药理作用的有效活性成分研究不足，如果确定并提取相关活性物质会对九香虫的广泛应用产生积极影响，因此，在今后的工作中开展相关研究很有必要。

六、临床应用

九香虫有多种药用功效，其功能主治为理气止痛、温中助阳，既能行气止痛，适用于胸膈气滞、脘腹胀痛；又能温肾助阳，适用于腰膝酸软、阳痿早泄。因此，现代中医用九香虫配伍其他中药可用于治疗胃痛、痛经、癌痛、遗精和阳痿等病。

1.治疗阳痿肾虚　九香虫有温肾壮阳之功，用于肾阳不足、命门火衰之阳痿、腰膝冷痛，可单用炙热嚼服、研末服，或配伍淫羊藿、杜仲、巴戟天等同用。九香虫汤（由九香虫、枸杞、淫羊藿组成）对肾虚不育有一定的疗效；组方（由九香虫、熟地黄、杜仲、狗脊、益智仁、桑寄生等组成）对肾气亏损、腰膝酸痛等具有良好的治疗效果。

2.治疗胸胁脘腹痛　九香虫气香走窜，有温通利膈、行气止痛之功，适用于肝气郁滞之胸胁胀痛，或肝胃不和之胃脘疼痛，可与香附、延胡索、郁金等同用，若中焦寒凝气滞之胃寒疼痛，可与木香、延胡索、厚朴等同用。乌龙丸（由九香虫、车前子、陈皮、白术、杜仲组成，见于《摄生众妙方》）对膈间滞气、肝肾亏损有良好的治疗效果；止痛灵（由九香虫、广木香等组成）临床用于胃肠疼痛、胆绞痛等，止痛效果良好；《吉林中草药》中蜜丸（由九香虫、全蝎等组成）对胸脘胁痛有疗效；组方（由九香虫、陈皮、砂仁、人参组成）对胃脘滞痛、胸膈胀满有益；以九香虫为主药，佐以理气之品，对肝胃气痛经常发作者，收效颇佳且疗效稳固。

3.治疗痛经　疏肝止痛汤（由九香虫、白芍、延胡索、丹参、益母草、郁金等组成）用于治疗青春期痛经，有良好的治疗效果；温经拈痛胶囊（由九香虫、肉桂、小茴香、当归、五灵脂、香附、延胡索、冰片组成）用于治疗寒凝血瘀型痛经疗效颇佳。

4.其他　据文献报道，利用九香虫与其他药物配伍使用还可用于治疗慢性喘息性支气管炎、溃疡性慢性结肠炎、萎缩性胃炎、病毒性肝炎、冠心病、急性胆囊炎、胰腺炎、肝郁湿热之胸胁疼痛、月经量少、盆腔炎性包块、子宫肌瘤、卵巢囊肿等病，组方组成颇多。

七、市场前景

随着对九香虫的研究逐渐深入，市场应用范围不断扩大，九香虫的需求量日益增加的同时其资源逐渐枯竭，导致九香虫的价格逐年攀升。据笔者在贵州中药材市场调研，2000年九香虫的平均市场价仅为35元/千克，后以每年10%～20%的比例逐年上涨，至2010年后更是呈倍数趋势上涨，2018年的市场价稳定在每千克1000元左右，但每年产新前价格会略有提升，而新货上市期间价格会出现大幅滑落，后续再逐渐回升。此外，全国各地中药材市场上每年的九香虫售价大体上持平，有个别地区市场价格偏高或略低，如2010年下半年贵州黔东南、四川彭州、安徽亳州等地价格在300～380元/千克，而湖北襄阳地区则高达600～700元/千克。虽然九香虫价格基本处于平稳增长状态，但时而出现价格飞涨，时而又出现价格跳水。究其原因，价格下降主要是因为往年价格过高，刺激主、副产区加大采集量，导致货量剧增难以消化，同时该产品销量小又极难保管，一旦库存积压就会给采购商和经营者带来较大麻烦，价格出现下滑便不足为奇了。

九香虫为野生稀缺药材，原主产于四川宜宾、合川、灌县、彭县①及贵州习水、赤水等地，特别是四川的嘉陵江和贵州的赤水河两地产能更为集中。目前，九香虫资源供需矛盾突出，野生资源逐年下降，因而人工养殖九香虫具有良好的商业前景。虽然九香虫的大规模人工养殖尚未成功，但是小规模实验室或人工大棚养殖已经实现，待后续扩大规模、降低成本、提高产量，期待早日实现规模化人工养殖九香虫。

参 考 文 献

郭振中.1987.贵州农林昆虫志[M].贵阳：贵州人民出版社：141-149.

洪月光，张敬.2000.九香岩痛宁治疗癌痛疗效观察[J].河北中医药学报，15（1）：19-20.

江苏新医学院.1986.中药大辞典（上册）[M].上海：上海科学技术出版社：45-46.

林敏鉴，章士美，林征.2000.中国兜蝽科昆虫名录[J].江西植保，23（1）：17-19.

刘伦沛，郁建平.2008.九香虫的营养成分分析与评价[J].食品科学，29（2）：406-410.

孟景春.1996.九香虫为治血管瘤专药[J].江苏中医，17（6）：24.

潘大理，王律修.1987.九香虫外涂治疗血管瘤[J].中医杂志，(11)：40.

宋钧鹏.2007.九香虫新货少价将涨[N].中国中医药报.

萧采瑜，任树芝，郑乐怡，等.1977.中国蝽类昆虫鉴定手册（半翅目：异翅亚目）[M].北京：科学出版社，1：69-72.

---

① 彭县，四川省旧县名，即今县级彭州市（成都市代管）。

徐波，朱光辉，夏金堂，等.2007.中药癌痛克对人肝癌细胞HepG2增殖、凋亡及Rb基因表达的影响[J].中国组织工程研究与临床康复，11（12）：2253-2256.

杨勤建，雷良蔚，潘希雄，等.1999.中药复方香龙散（含药血清）诱导人胃癌细胞凋亡的研究[J].湖北中医学院学报，1（1）：43-45.

杨惟义.1962.中国经济昆虫志（半翅目：蝽科）[M].北京：科学出版社，2：46-52.

张颖，陈建伟，高源.2009.九香虫资源鉴定、化学、药理与药食应用研究[J].亚太传统医药，17（6）：24.

第二章
九香虫的形态特征及生物学特性

一、形态结构特征

　　九香虫属于不完全变态类昆虫，发育经历卵、若虫和成虫三个时期，其中若虫期又分为1龄、2龄、3龄、4龄和5龄五个龄期。

　　1.卵（图版ⅠA，ⅢG）　九香虫卵为短圆柱形，长1.0～1.2mm、宽1.0～1.1mm、高1.0～1.1mm。初产时卵壳湿润，颜色偏暗、淡绿，干燥后呈白色，四周边缘处略带黄白色，中央部分由于卵壳内部的物质衬托颜色较深。随着卵的发育，逐渐变为暗红色、黑色，直至若虫孵化。卵壳薄，表面网纹隐约可见，构造复杂。九香虫的卵属于真卵盖卵，卵盖位于卵的前极，近圆形，卵孵化好后卵盖打开、末端连接，若虫即可破壳而出。

　　通过环境扫描电镜可观察到卵壳表面的细微结构，其表面花纹构造复杂、特异，具受精孔和气孔结构（图版ⅢG）。卵壳的赤道带由单排排列的帽状突起组成，其内为受精孔兼气孔，圆帽状突起为疏松的海绵状结构，突出于卵壳表面，保护其内的受精孔（图版ⅢL）。受精孔位于卵中线上，其帽的开口朝向卵的上端，与卵纵轴平行，利于精子顺利进入卵内。另外，卵的表面具有多种突起类型，包括棒状、棘状、脊状、勺状及不规则形突起，其中棒状突起粗长且稀疏，棘状突起小尖且致密，上述突起规则地分布在整个卵壳表面（图版ⅢH～K）。卵的前极沿边缘一圈表面突起较中央稀疏，似鸟巢，以棒状和脊状突起居多，为卵盖破裂的缝隙所在位置。卵的四周以勺状、脊状和不规则形突起为主，其间散在、均匀分布有大量气孔，气孔似火山口，边缘不规则、中空状。

　　2.若虫　共五个龄期。

　　（1）1龄若虫（图版ⅠB，ⅡA～B）：长2.0～4.0mm，宽1.5～2.5mm。初孵若虫呈红色，以后颜色逐渐加深至暗红色，最后变为黑色。头、胸部背面黑色，胸部腹面两侧、触角（除末节端半部为黄色外）、足及喙均为黑褐色至黑色，复眼及腹部红棕色至黑色。头部梯形，胸部宽大，前胸背板前侧角末端圆，向外斜伸成白色薄片状，各胸节侧缘有后弯的黑刺，黑刺基部有时为白色。腹部侧缘具黄白色小斑，腹基侧缘各有一个黑色小刺，腹部中央具大黑斑数块，腹背3～6节间的黑斑上各有臭腺孔一对。腿节背腹面各具两列细刺，胫节及跗节具细毛，爪黄色。

（2）2龄若虫（图版ⅠC，ⅡC～D）：长4.0～6.0mm，宽3.0～4.5mm。触角1～3节棕黑色，末节基部黑色，其余部分黄色，末端色稍深。头、胸背腹面均具微皱，并有金绿色或金黄色闪光，前胸背板中线两侧有明显的缺环形凹陷，中胸两侧亦有凹陷区。胸部侧缘具白色宽边，其边缘为波浪形，各胸足腿节端部腹面有显著的圆形白斑。腹部背面两侧各有一行圆形白斑，腹面中央有黑斑5个。其余特征与1龄若虫相似。

（3）3龄若虫（图版ⅠD，ⅡE～F）：长6.0～8.0mm，宽5.0～6.5mm。喙第1节基部及末节尖端黑色，其余均具黄色，有透明感。胸部背面黑色，侧缘具白边；各足基节有黄色环圈，腿节基部及中、后足胫节基半部黄色，其余部分均为黑褐色。腹部侧缘黄斑的边缘黑色部分较宽，腹面中央5枚黄斑的两侧常为黑色。其余部分均似2龄若虫。

（4）4龄若虫（图版ⅠE，ⅡG～H）：长8.0～11.0mm，宽5.0～7.0mm，体背胸部黑褐色带金属光泽，腹部赭绿色无光泽。头部侧叶长于中叶，翅芽伸出不明显，第1腹节中央有1枚乳白色斑点，腹部两侧各有一列乳白色斑点，较中央斑点略小。胸部腹面两侧黑绿色，各胸足间灰黑色，似被有白粉，各胸足除胫节端部及跗节为黑色外，其余均为黄色，腿节具灰黑色斑，胫节具黑刺。腹部腹面灰黄色，腹中区的斑块黄色，镶有褐色细边。腹部背面侧缘黄色，各节上有弧形黑斑。

（5）5龄若虫（图版ⅠF，ⅡI～J）：长15.0～17.0mm，宽10.0～11.5mm。头、胸部背板及侧板、腹部背板均具黑褐色斑块，有金属光泽。腹部背面及腹面两侧灰黑色，腹面中央黄白。头基部复眼内侧有一个"八"字形印痕，触角除末节大半为黄色外，其余均为黑褐色，第2、3节较扁。喙末端黑色，头及胸部背面横皱明显，小盾片两侧角处具数条光滑的黑色条痕，翅芽伸达第1腹节。腹部背面两侧各有一列乳白色小斑，腹面中央无黑斑，腹部侧缘黑斑呈肾形。

通过环境扫描电镜观察各龄期若虫的触角表面细微结构，发现共有4种类型的触角感器。由于九香虫若虫各龄期的触角感器类型及形态与成虫期近似，故九香虫的触角感器种类、形态、超微结构等描述见下文成虫部分。

3.成虫（图版ⅠG，ⅡK～L）雄虫长18.0～21.0mm，宽9.5～12.0mm，雌虫长19.0～21.5mm，宽11.0～13.0mm。椭圆形，背面较平，腹面显著隆起。黑褐色，略带光泽。头部狭尖，略呈三角形，头部侧叶长于中叶。复眼突出，卵圆形，位于近基部两侧；单眼1对，橙黄色。喙较短，触角5节，第5节端部约4/5为橙黄色，其余各节均为黑褐色；第1节较粗，圆筒形，其余4节较细长而扁，第2节长于第3节。前胸背板发达，前窄后宽，中偏后部隆起，前半部斜向前方，前缘凹进，后缘略拱出，中部横直，侧角显著，表面分布横脊，波纹状。后胸腹板近前缘区具2个臭孔，位于后足基前外侧，当九香虫受刺激时臭气由此放出。小盾片较宽大，前端平直、末端钝圆，两侧凹陷，具明显的横纹。翅2对，前翅为半鞘翅，革质部分位于前3/5，为黑褐色，膜质部分位于后2/5，为暗褐色，具密集纵脉，后翅黄褐色。翅展开后可见腹部背面为橘黄色或橙红色，两侧缘具一窄边，腹部侧接缘各节背面和腹面中央均具一黄色至橘色的横点，腹部腹面密布细刻及皱纹，两侧颜色较深，中央部位常为深红褐色。足3对，后足最长，跗节3节。雌虫后足胫节内侧具一椭圆形灰乳白色凹陷，长约2/5胫节长度。雄虫尾器端缘弧形，中央为弓凸。雌虫生殖节末端两侧突起，中央为凹陷状结构。

　　通过环境扫描电镜观察成虫触角的表面细微结构，可见其上密布感器，各种感器多分布于触角的侧面和腹面，背面分布较少（图版ⅢA）。总体来看，九香虫触角上至少分布有4种类型的感器，即毛形感器、刺形感器、弯钩形感器和膨大形感器，由于电镜拍摄的角度、昆虫标本材料限制等问题，目前发现的可能仅是九香虫触角感器的部分类型，有待后续深入研究。

　　（1）毛形感器：该型感器是九香虫触角上分布最广、数量最多的一种，各节均有分布，感器之间在形态、大小上略有差异，基部直径为1.5～1.8μm，长25～30μm，一般生长于隆起的凹窝中，细长、前倾，略呈弧形弯曲（图版ⅢD～E）。

　　（2）刺形感器：该型感器呈刚毛状，着生于凹窝中，较毛形感器粗大，基部直径为2.8～3.3μm，长65～72μm，端部尖锐，垂直或前倾着生于触角上，主要位于触角末节，具有感受机械刺激的功能（图版ⅢE～F）。

　　（3）弯钩形感器：该型感器呈弯钩形状、长短不一，着生于凹窝内，比毛形感器略小，端部呈弯钩形，略向前倾斜，数量少，仅见于触角末节（图版ⅢF）。

　　（4）膨大形感器：该型感器形态极为特殊，在蝽科触角感器中未见报道，属九香虫触角感器中所独有，呈刚毛状，着生于凹窝中，较毛形感器粗大，基部直径为1.5～3.0μm，长32～53μm，端部尖锐，中部膨大呈圆球状，直径为3.5～5.8μm，此类感器形态变化范围较大，有些感器的中部膨隆不明显，并未达到球形。垂直或前倾着生于触角上，位于除触角末节以外的其他4节，具体功能尚不明确（图版ⅢB～D）。

二、生物学特征

　　1.生活史　　通过长期对贵州遵义地区九香虫进行野外观察和室内养殖，以及查阅文献资料报道，获得九香虫的年生活史（表2-1）。自然条件下，九香虫一年发生一代，越冬成虫于次年4月上、中旬开始活动，5月上旬迁至南瓜苗上，5月底开始交配，6月上旬至7月下旬为交配产卵的高峰期，产卵活动会一直持续到8月中旬，6月上旬至8月下旬陆续孵化出若虫。越冬成虫于6月中旬至8月中旬陆续死亡，而新一代若虫于7月底至9月中、下旬羽化为成虫（图版Ⅰ J），9月下旬至10月上旬（农历八月十五前后）陆续进入越冬状态，成虫陆续迁飞至越冬场所，如河滩鹅卵石块下、瓦片土块下和竹筒瓦缝等处。有报道称，九香虫成虫越冬的成活率在98.2%以上。

表2-1　九香虫的生活史

世代	1~3月 E	M	L	4月 E	M	L	5月 E	M	L	6月 E	M	L	7月 E	M	L	8月 E	M	L	9月 E	M	L	10~12月 E	M	L
越冬代	(+)	(+)	(+)	(+)/+	(+)/+	(+)/+	+	+	+	+	+	+	+	+	+	+	+							
第一代										•	•	•	•	•					•					
										-	-	-	-	-					-					
													+	+	+	+	+		+	+/(+)	(+)	(+)	(+)	(+)

注：+ 成虫；（）越冬；• 卵；- 若虫；E，上旬；M，中旬；L，下旬。

自然条件下，贵州遵义地区的5龄若虫一般在7、8月羽化为成虫，直至次年6、7月份成虫完成交尾后开始陆续死亡。笔者对九香虫进行实验室养殖，研究发现九香虫的卵期为8~12天；若虫期为50~80天，其中1龄若虫为16~23天，2龄若虫为7~9天，3龄若虫7~11天，4龄若虫6~11天，5龄若虫13~22天；成虫期为320~350天。魏超等根据野外采集的若虫进行人工饲养观察，计算九香虫雌虫和雄虫的平均寿命分别为（342.94±11.35）天和（331.76±7.65）天。

2.习性　笔者根据在室内和室外对九香虫的习性观察及魏超等的报道，下面对九香虫交配和产卵的过程及聚集、趋光和冬眠等习性进行详细描述，有助于对九香虫的生物学习性有更深刻的了解和认识。

（1）交配：自然条件下，九香虫的交配行为在每年的5月底至8月初，高峰期主要在6~7月，少数会发生在8月。交尾季种群雌雄比约为1∶1，有多次交尾、多次产卵的习性，每日16∶00~22∶00为一天中交尾发生的主要时段，20∶00~21∶00达到交尾的最高峰。交尾时雄虫首先对雌虫进行追逐，并用触角对雌虫的腹部反复进行拍打，雌虫若不同意进行交配，会迅速爬离；雌虫若同意交配，则会在原地不动等待交配的开始。随后，雄虫会爬上雌虫背部，慢慢调整方向，将其尾部对准雌虫尾部，然后再慢慢从雌虫背部下来，将外生殖器伸入雌虫体内。交尾时雌虫尾部在上，雄虫尾部在下（图版Ⅰ H），平均交尾时间为（8.92±1.97）h（雌虫和雄虫在1∶1的情况下）。据观察，交配开始的主导权在雌虫，结束的主导权在雄虫。当雌虫想要结束交配时会左右摇摆身躯，并用后腿对雄虫的腹部进行蹬踹，有时还会放出刺激性的防御物质，但只要雄虫不愿意结束交配，交配仍将继续。

（2）产卵：自然条件下九香虫喜将卵产于长势良好的植物茎干上，偶尔也会产于植物叶背。产卵前雌虫会寻找合适的产卵场地，产卵时雌虫将尾部靠近支撑物，每3～5min产下1枚卵，每产完1粒卵雌虫都会用后足跗节左右拍打卵的两侧数次，之后继续拍后足胫节内侧的椭圆形斑块处。笔者在进行实验室养殖时观察到，九香虫可将卵产于多种物体表面，如不锈钢托盘边缘、纱网、鹅卵石、植物叶片等，此时卵虽可孵化，但孵化率相对较低，可能与环境条件差异及卵是否受精有关。雌虫单次产卵量可为数枚至30余枚，自然条件下产卵量偏高，多为15～30枚，实验室养殖时产卵量偏低，多为10枚左右，单雌产卵总量数据统计差异较大，少则20～60余枚，多则265枚。九香虫的卵呈单行排列，卵的数目可多可少，一般根据产卵物体纵轴排列，可作为野外识别九香虫卵的鉴别特征之一。

（3）聚集：九香虫无论在自然条件下还是人工养殖情况下均喜欢群居，主要体现在越冬期和生长期的聚集。九香虫进入冬眠状态后多数情况下会选择沙滩鹅卵石下进行越冬，聚集的数量从几只到几十只不等。刚孵化出来的九香虫若虫会聚居在卵壳周围，一般1～2龄的若虫在卵壳周围小范围内，越是低龄期的若虫聚集现象越明显，根据卵的数量不同一般为10～30余枚，随着龄期的增长其逐渐扩展活动范围，至成虫则单独取食，基本不发生聚集（冬眠期成虫除外）。在长势良好的叶片上，九香虫的若虫会呈现聚集现象并一直保持同步生长，一旦植物无法供应如此多的若虫生长所需营养或枯萎时，则聚集现象被打破，它们会各自寻求更为合适的栖息场所，通常会转移到其他叶片的背部或植物幼嫩的茎干处。九香虫的若虫转移到新的区域稳定后会重新发生聚集现象，而此时就会出现各个龄期混杂的情况。

（4）趋光性：很多昆虫都有趋光性，而九香虫具有明显的负趋光性，喜在半明半暗的弱光环境中生活，尤其是越冬和交配时均会选择避光阴暗的场所，有昼伏夜出的生活习性。若在九香虫交配或者越冬场所加以光源刺激，九香虫会逐渐转移至背光面。

（5）越冬：由于气温和光照的原因，每年农历八月十五左右九香虫成虫开始进入冬眠虫态，寻找河滩鹅卵石、沙土块、枯枝落叶或瓦片等隐蔽场所进行越冬（图版ⅠⅠ）。越冬过程中若天气转暖，九香虫则会爬出越冬场所在其附近进行活动，部分个体飞出后重新寻找越冬场所。一般情况下，九香虫越冬的成活率在95%以上，如果遇到气温突然大幅度下调或其他恶劣气候影响可能会导致九香虫死亡率升高。第二年立春后，当日最高温度达到25～28℃并持续半月以上时，九香虫便陆续结束越冬。

3.寄主　根据笔者及前人的调查研究，九香虫的成虫和若虫除主要为害南瓜、丝瓜、黄瓜、短藤瓜等葫芦科植物外，尚可为害柑橘、花生、菜豆、豇豆、茄子、烟草等多种作物。九香虫越冬成虫迁飞至寄主植物上刺吸汁液，在瓜类作物上成虫常数头群集于藤蔓及叶柄处为害。九香虫为刺吸式口器，大面积发生时会对农作物有比较严重的危害。气温较高时，被惊动的成虫多展翅飞逸，而在气温较低时，被惊动的成虫则多假死坠落。若虫爬行较为迅速，但低龄若虫易被暴风雨吹打落到地面泥浆中，无法回到寄主植物上，导致其死亡率较高，这已成为导致若虫数量突然显著下降的一个主要因素。

另外，笔者对室内养殖的九香虫进行取食偏爱的实验研究，发现在仅提供豌豆茎叶、白菜、西红柿茎叶、辣椒茎叶的情况下，九香虫会首选豌豆茎叶，其次是西红柿茎叶和辣椒茎叶，最后会选择白菜，这为人工养殖九香虫的饲料选择提供了更多的解决方案，有望降低人工养殖的成本。

三、防治与利用

由于九香虫既是一种重要的药用昆虫，又是农业生产上的害虫，通过前文对九香虫的形态特征及生物习性的详细介绍，可以更好地做到农业害虫的防治及药用昆虫的合理开发利用。首先，九香虫除了在瓜苗上为害可以造成较为严重的影响以外，对其他寄主植物的影响往往并不明显，所以除个别地区瓜苗需要人工除虫外，一般不需要进行化学防治。其次，九香虫不仅是一种重要的药用昆虫，还是重要的保健食品，贵州省多地有食用九香虫的习俗，如黔东南剑河、遵义正安等地，炒熟后的九香虫不仅香酥可口、营养丰富（图版ⅠL），还能滋补肾阳。因此，考虑到九香虫具有广阔的市场应用前景，需求呈逐年上升趋势，但环境恶化和人为破坏性采集，野生资源产量逐年下降，导致九香虫产量与社会需求矛盾日益突出，进行人工养殖成为必然趋势。笔者在多年的野外观察、室内养殖基础上，详细总结文献资料，对九香虫的形态学和生物学进行了系统观察研究，以期为九香虫的人工养殖提供基础理论依据。但是，九香虫生活史相对较长，存在较长的越冬生殖滞育时期，且产卵量较低，因而人工养殖具有较大难度。

参 考 文 献

陈凤玉，杨绪纲.1985.九香虫生物学的初步观察[J].昆虫知识，22（5）：221-223.

和韵苹.2001.九香虫研究与应用概略[J].中国民族民间医药杂志，50（3）：42-44.

任树芝.2001.蝽类昆虫卵形态细微结构扫描电镜观察[J].南开大学学报，34（2）：109-113.

魏超，舒国周，罗会嵩，等.2015.九香虫的形态特征和生物学特性[J].山地农业生物学报，
　34（4）：26-30.

姚银花.2006.九香虫的生物学特性及其应用价值[J].黔东南民族师范高等专科学校学报，
　　23：48-49.
张笠，郭建军.2011.九香虫资源及其利用研究[J].西南师范大学学报（自然科学版），36（5）：
　　151-155.

第三章
药用蝽类及其伪品的鉴别

由于九香虫市场用量增大，供需矛盾较为突出，有不法商人出于商业目的在九香虫商品药材中混入一种或多种伪品。目前，市面上发现九香虫药材中混杂有其他种类，这些样品虽由于加工炮制导致其触角和足都已断失，但根据虫的外部形态和外生殖器特征可以明确区分出九香虫以外的其他种类，其中最为多见的一种伪品即小皱蝽 *Cyclopelta parva* Distant，与九香虫虽同属于半翅目 Hemiptera、蝽科 Pentatomidae、兜蝽亚科 Dinidorinae，却是来自不同属（皱蝽属 *Cyclopelta*）的种类，由于缺乏深入的有效成分及功能研究，尚不能确定其是否可以用作九香虫的替代品，但有文献报道称它也是一种药用昆虫。另外，除小皱蝽外，市场上的九香虫药品中还混杂有其他蝽科昆虫，有些是可以作为药用并有一定疗效的种类，有些尚未见文献报道。为了便于识别药用蝽类昆虫及九香虫中混杂的伪品，下文对相关种类进行详细的介绍。

一、药用蝽类品种

通过对我国各类医药文献及古籍资料的整理，汇总来自半翅目、蝽科的药用昆虫，经过仔细甄别并详细描述如下4种蝽类，其余种类因信息不全或可能有误，本书尚未收录。

1.九香虫 *Coridius chinensis*（Dallas）

【文献来源】《中国药用动物志》（1979.08）、《药用动物原色图谱及养殖技术》（2002.12）、《中国蝽类昆虫鉴定手册》（1977.11）。

【别　　名】黑兜虫、瓜黑蝽、屁板虫、屁巴虫等。

【分类地位】蝽科 Pentatomidae、兜蝽亚科 Dinidorinae、兜蝽属 *Coridius*。

【形态描述】体长18～19mm，宽约10mm，长卵圆形，褐色带紫红色。头部狭尖。触角5节，前4节黑色，第5节除基部外为红黄色，第2节长于第3节。前胸背板及小盾片均具不规则横皱纹。前胸背板前狭后阔，前缘平直，中央凹进，后缘略拱出，中部横直，侧角显著。侧接缘黑色，每节中间有暗红色、黄色斑点，腹部背面为红褐色。

【**地理分布**】　河南、安徽、江苏、浙江、湖北、湖南、江西、四川、云南、贵州、福建、台湾、广东、广西等地区；越南、缅甸、印度。

【**药　　材**】　为九香虫的干燥成虫（图版Ⅱ M）。秋冬季节捕捉，用温水除臭后晾干，炮制备用。

【**应　　用**】　有理气止痛、温中助阳等功能。主治胸腹痞满、肝胃气痛、腰膝酸痛、肾虚阳痿等。

【**备　　注**】　药材九香虫中经常掺杂伪品或通过油或化学物质加重，需通过物理、化学、分子生物学等方法进行识别。

2. 小皱蝽 *Cyclopelta parva* Distant

【**文献来源**】　《中国药用动物志》（1979.08）、《药用动物原色图谱及养殖技术》（2002.12）。

【**别　　名**】　小九香虫、皱巴蝽。

【**分类地位**】　蝽科 Pentatomidae、兜蝽亚科 Dinidorinae、皱蝽属 *Cyclopelta*。

【**形态描述**】　体长12～13mm，卵圆形，紫褐色至黑褐色。身体背面较为平坦，头部侧叶长于中叶，在中叶之前相遇，将中叶封闭，或即将相遇。单眼1对，红黄色，复眼黑褐色，触角4节，与体色一致。前胸背板大，横列，略隆起，前侧缘呈弧状弯曲，侧角钝圆。小盾片三角形，大，伸达腹部一半处，基部中央有一小黄斑，有时不清楚。前胸背板与小盾片表面均有若干不规则的横皱。前翅膜片烟褐色，其上的翅脉呈不规则的网状。腹部侧接缘黑色，每一节的中央有一小黄斑。腹部下方呈褐色，各侧片气门所在的区域色淡。

【**地理分布**】　辽宁、内蒙古、山东、江苏、浙江、江西、福建、湖南、湖北、四川、广东、广西、云南等地区；缅甸、不丹。

【**药　　材**】　为小皱蝽的干燥成虫（图版Ⅱ N）。

【**应　　用**】　同九香虫。

【**备　　注**】　小皱蝽在近年的很多文献中都被认为是九香虫的伪品或最常见的误用品，但是根据笔者在药材市场调查的情况，很多时候小皱蝽是作为唯一的药材出售的，也就是《中国药用动物志》中所记载的"小九香虫"。至于小皱蝽的药用价值是否可以替代九香虫的作用，尚未有研究证实。

3. 荔蝽 *Tessaratoma papillosa*（Drury）

【**文献来源**】　《药用动物原色图谱及养殖技术》（2002.12）、《中国蝽类昆虫鉴定手册》（1977.11）。

【**别　　名**】　臭屁虫、石柜、金背虫、甘佩。

【**分类地位**】　蝽科 Pentatomidae、荔蝽亚科 Tessaratominae、荔蝽属 *Tessaratoma*。

【**形态描述**】　体椭圆形，棕黄色，有赭色光泽。体长20～30mm，宽10～

17mm。头短小，近三角形。前胸背板前半向下倾斜，前角尖，后方中部隆起，侧缘中部外突呈钝圆；小盾片基部宽，下方延长呈舌状。前胸背板及小盾片均有密集的刻点。前翅膜质，长达腹部末端之外，侧缘似锯齿形。前胸腹板内陷，中胸腹板中央呈楔状隆起，后胸腹板近三角形稍隆起，前角尖向前伸出，长可达中腹板之上，有较尖的侧角及凹圆形的后缘。

【地理分布】 江西、台湾、福建、广东、广西、贵州、云南等地区；越南、马来西亚、泰国、缅甸、印度、斯里兰卡、印度尼西亚、菲律宾。

【药　　材】 为荔蝽的干燥成虫。

【应　　用】 不详。

【备　　注】 主要为害荔枝和龙眼。

4. 稻绿蝽 *Nezara viridula*（Linnaeus）

【文献来源】《药用动物原色图谱及养殖技术》（2002.12）、《中国蝽类昆虫鉴定手册》（1977.11）。

【别　　名】 稻臭板子。

【分类地位】 蝽科 Pentatomidae、蝽亚科 Pentatominae、绿蝽属 *Nezara*。

【形态描述】 体色鲜绿至青绿。体长11～17mm，宽6～9mm。头小，近三角形。触角第1～3节绿色，第3节末端、第4节端半、第5节端部一段黑色。前胸背板有狭小黄边，侧角圆，向外稍突出。小盾片长三角形，末端狭而圆，长度超过腹部中央，基缘有黄白色小点3个。前翅略长于腹部末端，革质部无斑点。腹部腹面黄绿色至淡绿色，有深色斑。

【地理分布】 河北、山西、河南、安徽、江苏、浙江、湖南、江西、湖北、四川、贵州、福建、台湾、陕西、广东、广西、云南、西藏等地区；日本、朝鲜、印度、斯里兰卡、缅甸、马来西亚、越南、印度尼西亚、菲律宾、澳大利亚、新西兰、南非、马达加斯加、委内瑞拉、圭亚那、古巴；欧洲。

【药　　材】 为稻绿蝽的干燥成虫。

【应　　用】 不详。

【备　　注】 稻绿蝽作为一种昆虫食品在贵州黔东南等地为人们所喜爱，每当水稻收割的季节可大量采收该虫，简单处理后即可置于锅中用油炒熟后食用。

二、市场上常见伪品种类及鉴定方法

我国各中药材市场上出售的九香虫药材中多含有伪品或掺杂其他物质，为了更好地识别该中药产品，严格控制九香虫药材的质量，现将常见的伪品种类介绍如下。

（一）常见伪品

1. 小皱蝽 *Cyclopelta parva* Distant　最常见的九香虫伪品，如前所述小皱蝽也被称为"小九香虫"在单独售卖，其药用价值尚待进一步研究。

成虫体长 10.0 ～ 13.0mm，宽 5.0 ～ 8.0mm。干燥虫体外形与九香虫相似，但体型略小，呈椭圆形，表面棕褐色或棕黑色。头小，略呈半圆形，有复眼 1 对，突出呈球状，单眼 1 对呈白色点状；背部有薄膜质半透明的翅 2 对，棕黑色或棕褐色，将翅除去后可见背部现红黑色或黑棕色，有节，近边缘处有 1mm 宽边，棕色与黑色相间排列呈节纹状；胸部有足 3 对，多已脱落，腹部棕黑色至棕黄色，腹下侧缘区可以看出有黄褐色斑点或为浅棕色斑纹，以及一突起的小黑点。成虫的前胸背板前侧缘平滑，其后半部和小盾片上具若干横皱。质脆，易折断，断后腹内有棕色内含物或中空，有臭气。

2. 大皱蝽 *Cyclopelta obscura*（Lepeletier & Serville）　别名槐蝽，与小皱蝽 *Cyclopelta parva* 极为相似，同属于皱蝽属昆虫，仅体长、宽大于后者。九香虫的伪品中检测出大皱蝽的成虫和 5 龄若虫。

成虫体长 11.5 ～ 15.0mm，宽 6.5 ～ 7.5mm。椭圆形，黑褐色至红褐色，无光泽。小盾片基部中央有一黄白色小斑点（久存标本不太清楚），末端有时隐约可见黄白色小点，小盾片上有较明显的横皱；腹部背面红棕色，侧接缘黑色，每节中央有黄色小点；腹部腹面色淡，具不规则黑斑或黑色纵带纹，侧缘黑斑半圆形。

5 龄若虫：体长 8.0 ～ 10.0mm，宽 5.0 ～ 6.0mm，短小、椭圆形。表面黄棕色；头小，与胸部略呈半圆形，有复眼和单眼各 1 对；干燥品背部翅芽不明显或已脱落，可见虎皮斑纹；中胸小盾片伸达第 1 腹节，除尖端外全为黑色宽纹包围，翅芽伸达第 3 腹节；胸部有足 3 对，多已脱落，腹部棕黄色或黄中带绿，每节边缘处有一突起的小点，有约 1mm 的边及排列有序的淡黄色节状花纹；腹面有 2 条黑色纵纹，内侧一条细，与胸部黑色纵纹相连。腹部有的已被压扁，质脆，折断后腹内有浅棕色的内含物。

3. 黑腹兜蝽 *Coridius nigriventris*　与九香虫 *Coridius chinensis*（Dallas）极为相似，同属于兜蝽属昆虫，可依腹部侧缘的黄斑是否明显区别二者。

成虫体长 16.0 ～ 20.0mm，宽 8.5 ～ 10.5mm。椭圆形，黑褐色，微有铜色光泽。腹部侧接缘和腹部下方侧缘区域完全黑色，即使有黄色斑，也十分模糊，几乎不可见。其余特征同九香虫。由于该种形态特征与九香虫极其相似，利用传统分类手段不易区分，已有文献报道利用分子手段对两者进行分类，实现两者的准确鉴定。

4. 细角瓜蝽 *Megymenum gracilicorne* Dallas　别名锯齿蝽，是较为常见的九香虫伪品，系瓜蝽属昆虫，不同批次的九香虫药材中混杂的数量不等，笔者曾经购买的多批九香虫中药材中均混有此种，根据产地不同每千克样品中可混有细角瓜蝽数头至数百头不等，偶有掺伪数量达到购买量的一半。

成虫体长12.0～14.5mm，宽6.0～7.5mm。暗褐色，略带铜色光泽。头的侧缘在复眼前方有一外伸的长刺。触角基部3节黑色，第4节淡黄或黄褐色，各节均为圆柱状。前胸背板表面凹凸不平，前角尖刺状，距中线较远，前伸而内弯，呈牛角状；侧缘波曲状。小盾片表面亦不平整。翅膜片淡黄色。股节下方有刺。腹部侧接缘每节只有1个大形锯齿状突起。

5.短角瓜蝽*Megymenum brevicornis* Dallas　与细角瓜蝽*Megymenum gracilicorne* Dallas极为相似，同属于瓜蝽属昆虫（图版ⅡO）。

成虫体长13.0～16.0mm，宽6.5～8.0mm。黑褐色。头的侧缘在复眼前方没有外伸的长刺。触角第2、3节扁。前胸背板表面凹凸不平，前角尖锐，距中线较近，前伸而向外侧伸展；前侧缘前半折曲强烈，凹入部分较深。小盾片表面亦不平整。翅膜片淡黄色。腹部侧接缘每节除大形锯齿状突起外，尚有小型锯齿状突。

6.黄斑黑蝽*Erthesina fullo*（Thunberg）　别名黄斑蝽、麻蝽象、麻纹蝽，系麻皮蝽属昆虫，九香虫伪品中偶可见该种。

成虫体长20.0～25.0mm，宽10.0～11.5mm。体黑褐色，密布黑色刻点及细碎不规则黄斑。头部狭长，侧叶与中叶末端约等长，侧叶末端狭尖。触角5节黑色，第1节短而粗大，第5节基部1/3为浅黄色。喙浅黄4节，末节黑色，达第3腹节后缘。头部前端至小盾片有一条黄色细中纵线。前胸背板前缘及前侧缘具黄色窄边。胸部腹板黄白色，密布黑色刻点。各腿节基部2/3浅黄，两侧及端部黑褐色，各胫节黑色，中段具淡绿色环斑，腹部侧接缘各节中部具小黄斑，腹面黄白色，节间黑色，两侧散生黑色刻点，气门黑色，腹面中央具一纵沟，长达第5腹节。

7.茶翅蝽*Halyomorpha picus*（Fabricius）　别名茶色蝽，系茶翅蝽属昆虫，九香虫伪品中偶可见该种（图版ⅡP）。

成虫体长12.0～16.0mm，宽6.5～9.0mm。体淡黄褐色，具黑刻点，或在身体各部具金绿色或紫绿色光泽，甚至整个身体背面均为金绿色，体色变异极大。触角黄褐色，第3节端部、第4节中段、第5节大半黑褐色。小盾片基缘常有5个隐约的小黄斑。翅烟褐色，基部色深，淡黑褐色，端部脉色亦深。侧接缘黄黑相间。腹面淡黄白色。

（二）常见伪品的鉴别方法

1.形态鉴别　药用蝽类昆虫及其伪品的形态结构前已述及，为了方便鉴别，现将九香虫及其常见伪品的形态特征提取汇总如下（表3-1）。

表3-1 九香虫及其常见伪品特征鉴定表

特征	九香虫	小皱蝽	细角瓜蝽
体色	紫黑色带铜色光泽	黑褐色略带光泽	暗褐色,略带铜色光泽
虫体大小(mm)	体长17.0～22.0、体宽10.0～12.0	体长10.0～13.0、体宽5.0～8.0	体长12.0～14.5、体宽6.0～7.0
体形	六角形	椭圆形	长椭圆形
头部	头小,略呈三角形	头小,略呈半圆形	头小,略呈梯形
触角	5节,第5节红黄,第2节长于第3节	4节,中间两节稍扁,基末两节圆筒状	4节,末节圆筒状
前胸背板	前缘平直,中间内凹	前缘弧状	两侧具尖刺状凸起
小盾片	大,末端钝圆	末端略尖,基部中央具一黄点	大,末端钝圆
前翅膜部	翅脉平行	翅脉网格状	翅脉网格状
腹部外形	胸腹等宽,后腹稍尖	腹部略宽,腹部钝圆	腹部略宽,腹部锯齿状
腹部颜色	棕红色至棕黑色	棕黑色	暗灰色

2.性状鉴别

(1)九香虫药材:外表黑褐色,表面具油状物,呈六角状扁椭圆形。触角多残损不全,通常仅存前1、2节,最后1节为黄色,可作为其明显标志;胸部足多已脱落不全,翅2对,一般保存完好。腹部棕红色至棕黑色,每节近边缘处有突起的小点。质脆,折断后腹内有浅棕色的内含物,气特异,味微咸。

(2)小皱蝽药材:外表棕黑色,略带光泽,呈椭圆形。触角多脱落,仅残存前1、2节,呈明显的扁形,色黑;足3对,多残缺不全,翅2对,多保存完好;胸部小盾片基部中央具一清晰黄点,可作为其明显标志;腹部棕褐色,近边缘有浅棕色斑纹,每节边缘有一突起的小点;质脆,易折断,腹空或有棕色内含物,气特异。

3.显微鉴别 为了更好地控制九香虫药材品质及中成药的质量,采用体视解剖镜和显微镜对药材粉末进行比较研究,进一步证实显微鉴别方法是否能够对九香虫药材的鉴别提供重要的鉴定指标和参考价值。

以贵阳某中药饮片厂出品的九香虫饮片及同批次药材中的混伪品(批号:20080701)为例,首先将药材粗粉用石油醚脱脂处理后自然挥干,然后过筛、混匀、备用。利用显微镜等对药材的显微特征进行拍照,将图像文件保存;用图像测量软件对图像上的特征进行数据测量,记录并统计数据。样本数量为50例,除粗刚毛和细刚毛的测量数据取自整个虫体外,其余数据均来自粉末。

(1)九香虫粉末:未经处理的九香虫粉末呈暗褐色并有特殊气味,而经脱脂后的粉末呈棕黄色至灰黄色。显微镜下观察的特征如下:①体壁碎片多数呈黄棕色至深棕色,可无纹理、具饰纹或散布圆形小孔洞,有的具鱼鳞状突起,表面常有黄色毛窝散在分布,直径14.0～54.0μm,其下可有多环状肌纤维;有的具网格状纹理，凹窝中央有短刚毛着生；有的密布疣状、短刺状突起。②横纹肌纤维多见，呈淡黄色、棕黄色或无色透明，薄片状成束或单个存在，有细密横纹、明暗相间，也可呈垂直交错排列。③刚毛分粗细两种，粗刚毛为棕黄色或深棕黄色，长70.0～220.0μm、直径10.0～42.0μm，多平直或略弯曲，末端稍尖或钝圆，表面具纵条纹，近基部处先膨大后缢缩，有较发达的髓腔或不具髓腔，刚毛较易断裂，常见不规则断裂痕，另有极少数粗刚毛非常粗大，呈牛角状弯曲；细刚毛为淡黄色、棕黄色或无色，长60.0～450.0μm、直径4.5～14.0μm，末端较尖锐、基部渐宽，表面纹理多不明显或具细密纵向纹理，多具细髓腔。④复眼少见，表面观为正六边形、圆形或类圆形。⑤翅少见，黄色至黄棕色，具环状纹理的毛窝，其颜色略淡于周围，可单个散在或2～3个聚集，直径20.0～74.0μm。⑥气管偶见，气管壁淡棕色，具螺旋丝呈栅栏状，有淡灰色小斑点。⑦脂肪油滴偶见，散在。

（2）小皱蝽粉末：显微镜下观察到的小皱蝽与九香虫粉末的主要区别在于前者具有一种较多见的毛窝类型。其具体特征如下：呈柠檬黄色，具黄棕色至深棕色的小孔洞样饰纹，其上的毛窝为黄棕色，毛窝边缘可呈深黄棕色，而毛窝呈深棕色至黑色、椭圆形，直径为25.0～101.0μm。

因此，九香虫与其主要混伪品小皱蝽的粉末显微特征虽有多处相似，但后者具有一种前者所没有的特殊毛窝类型，且镜检率很高、易于识别，该特征可用以判断九香虫药材粉末中是否混有伪品小皱蝽。

4. 电泳鉴别　除了上述方法可以对九香虫及其伪品小皱蝽等进行鉴别，有多位学者还利用聚丙烯酰胺凝胶电泳技术进行检测分析，但是每位学者的研究结果有所不同，由于笔者并未进行验证，故仅将各位学者的研究结果选择有代表性的进行展示，为今后的相关研究提供可参考的依据。

（1）朱咏华等的实验方法及结果：①样品制备。取样品0.5g，加样品提取液5ml及石英砂少许，充分研磨成匀浆；超声提取10min后，8000r/min离心10min；取上清，按1∶5比例加入预冷的丙酮，−20℃放置3h；8000r/min离心5min后取沉淀，用0.1mol/L乙酸铵洗涤沉淀3次；最后用50μl样品提取液和上样缓冲液（1∶1）混合液溶解沉淀，沸水浴放置3min，供点样用。②电泳。安装好胶板，注入电极缓冲液，点样并加入溴酚蓝指示剂示踪。电泳的电压开始控制在100V，当样品进入分离胶后电压控制在150V。整个过程维持电压不变，待指示剂距前沿约1cm时，停止电泳。③染色与脱色。取出胶板，用蒸馏水清洗后置于固定液中过夜；清洗后于0.1%考马斯亮蓝R250染色液中染色40min；再用脱色液脱色至背景清晰。④结果分析。根据样品谱带的位置、形态及着色深浅，将九香虫及其伪品小皱蝽的样品进行对比，主要鉴别谱带的位置（慢速、中速和快速）及级数（一级带即黑框、二级带即实线和三级带即虚线）。就电泳谱带数目而言，九香虫有13条，其中一级带4条、二级带6条、三级带3条；小皱蟒也有13条，其中一级带5条、二级带4条、三级带4条（图3-1）；就电泳谱带形态而言，在泳动率为0.34（B_2）处，小皱蟒有一条明显的一级带，九香虫缺如，而泳动率为0.23(A_1)和0.47（B_6）处，小皱蟒各有一条三级带，九香虫缺如。虽然从电泳图谱上看九香虫与小皱蟒所含蛋白质具有一定的相似性，但通过上述分析关键部位的蛋白质条带深浅情况可以清楚地将二者区分开。经重复实验证明，蛋白质电泳技术鉴别九香虫与其伪品小皱蟒是切实可行的。

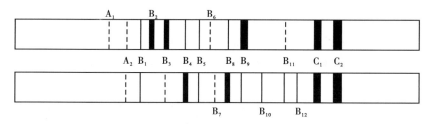

图3-1 九香虫与小皱蟒的电泳图谱
上图为小皱蟒，下图为九香虫

（2）高源的实验方法及结果：①样品液制备。取九香虫粉0.2g加入稀释4倍的浓缩胶缓冲液2ml，充分研磨成匀浆，超声后离心，取上清作为点样液，临用前加入等体积的40%蔗糖溶液。②实验条件。选用常规的电泳条件，分离胶浓度为7.5%，分离胶交联比为1∶37.5、pH 8.9、电压100～150V。③实验结果。九香虫的聚丙烯酰胺凝胶电泳结果可见一条一级带及一条二级带，泳动率分别为0.27和0.2，均处于相对迁移率低的慢速区。

关于九香虫的电泳，不同研究者得出的结果不同。高源与李锋等的研究结果一致，推测朱咏华等选用的九香虫药材或提取液可能已发生变质，导致电泳谱带数增多，即蛋白质降解、泳动速率及电泳R_f值增加。

5.分子鉴别 随着分子生物学技术的不断进步，许多分子研究手段应用到传统形态分类的种类鉴定中，其中DNA条形码技术在进行分子鉴定的研究中应用最为广泛。通过对线粒体COI基因进行序列比对、遗传距离分析等，支持传统形态分类学中九香虫及其近似种为两个独立的物种这一观点。

九香虫 *Coridius chinensis* 和黑腹兜蟒 *Coridius nigriventris* 由于外形极其相似，一直困扰着众多昆虫分类学家。将采自贵州、广西等地的九香虫和黑腹兜蟒进行基因组DNA的提取、聚合酶链式反应（PCR）扩增（引物为LCO1490/LCO2198）、序列测定、同源性比较、序列比对和遗传距离计算等一系列工作，可知两者平均碱基组成：A为31.8%，T为33.8%，G为15.9%，C为18.6%。A+T的含量明显高于G+C的含量，共有24个位点的碱基存在变异；两者存在遗传差异，种间遗传距离为0.043。根据前人对蝽类的分子系统学研究，遗传距离在0.034～0.187即支持其为不同物种的论断，也支持了传统形态分类学中九香虫和黑腹兜蝽为2个独立物种的观点。

综上所述，通过形态特征和性状鉴别相对简单、容易实现，而通过电泳和分子手段则需要具备一定的实验条件；对于已经制成粉末的药材或中成药制品，则需要通过显微、分子等方法完成鉴别工作。因此，九香虫及其伪品的鉴别可根据研究者的实际情况，选择不同的方法来完成。

参 考 文 献

陈汉桥.2000.九香虫与伪品小九香虫鉴别[J].时珍国医国药，11（11）：1026.

高源，陈建伟.2010.九香虫与伪品小皱蝽的性状和显微鉴别[J].南京中医药大学学报，26（3）：226-227.

郭建军，谢家楠.2012.基于DNA条形编码技术的九香虫与黑腹兜蝽的分子鉴定[J].贵州农业科学，40（11）：124-125.

贺云彪，李立荣.1997.中药九香虫及其伪品的性状和鉴定[J].湖南中医药导报，3（1）：46-47.

金琴英.1974.关于小九香虫的种类问题[J].昆虫知识，11（4）：31.

李锋.1994.五种动物类药材的凝胶电泳鉴别[J].辽宁中医杂志，21（4）：475.

刘力，张景龙，史力，等.1994.九香虫与小皱蝽的鉴别[J].吉林中医药，5：36.

文传刚.1992.九香虫混淆品——小皱蝽成虫[J].中药材，15（1）：23-24.

夏景峰，魏向东.1996.九香虫及其伪品小皱蝽的鉴别[J].时珍国药研究，7（5）：304.

杨富荣.1991.九香虫与其伪品小皱蝽的鉴别[J].中国中药杂志，16（7）：397.

周新蓓，欧阳荣.2006.常用中药饮片质量检验[M].长沙：湖南科学技术出版社：627.

朱咏华，胡旺顺，罗泽民.2001.九香虫与其伪品小皱蝽的聚丙烯酰胺凝胶电泳鉴别[J].中国中医药信息杂志，8（8）：37-38.

第四章

九香虫的人工养殖

我国虫类中药应用的历史悠久，古代就有昆虫入药治病的记述。据《本草纲目》记载："九香虫，产于贵州永宁卫赤水河中。大如小指头，状如水黾，身青黑色。至冬伏于石下，土人多取之，以充人事。"目前，九香虫的来源多为野生捕捉、采集，但随着气候的变化、乱采现象的加重、农药的大量应用、林地的减少及河滩大规模缩减等情况的不断发生，导致九香虫的野生资源遭到严重破坏，每年可出产的数量大量减少，质量也有所下降。因此，规模化饲养九香虫是解决其资源短缺最直接、最有效的方法，市场开发的潜力巨大。

由于中药九香虫资源短缺及研究不断深入带来的需求量日益增加，导致近年价格不断上涨。通过查阅资料及市场调查可知，因全国各地药材市场的九香虫价格略有不同，以贵州出产的九香虫为例，2006年的平均市场价为65～70元/千克，之后10年间以10～30元/年的价格增长，遇到新货上市量小、货源紧张等情况价格可以飙升到650～700元/千克。在2014年产新前，最高达到1500元/千克的历史最高位，近年九香虫的价格逐渐回归平稳，根据货品质量不同，价格维持在800～1000元/千克，但每年新货上市期价格会出现大幅滑落，后续再逐渐回升。目前，九香虫资源供需矛盾仍然突出，野生资源产量逐年下降，价格继续缓升，人工养殖具有很好的前景。

一、人工养殖条件

人工养殖九香虫主要是为其提供合适的生存环境，尽可能提供自然界中九香虫在生长、发育、繁殖等各个时期所需营养和适宜环境，并规避自然条件下可能遇到的病虫害及其他不利因素。

1.养殖方法

（1）采集种虫：在九香虫大量聚集的地区，可采集生长期或冬眠期的优良成虫，作为养殖种虫的储备。生长期的九香虫于7～9月在寄主植物上群集，采集后还需要暂时提供养殖场所直至其进入冬眠期；冬眠期的九香虫于10月后在栖息越冬的场所群集，采集后可直接安置在有一定保护条件的越冬场所，此时采集比较节约人力和财力，而且采集量大，此为获取九香虫种虫的主要方式。

（2）室内饲养：室内饲养以养殖笼、人工气候箱或人工气候室为主，饲以盆栽的南瓜苗或新鲜瓜叶等，此种方式比较容易掌握九香虫的发育历期，根据需要调整环境变量因素，主要适用于九香虫各时期的实验研究。

（3）网室饲养：室外饲养以网室为主，可根据实际情况进行寄主植物的供应。由于养虫网室的面积较大，可直接在南瓜等瓜类植物田地上建造，定期移栽南瓜苗或者随时补充盆栽瓜苗，以免网室内的饲料不足而影响九香虫的生长繁殖。九香虫于每年4月左右结束冬眠期，此时可将种虫移入已备好植物的网室内，使其产卵、孵化、成熟。

（4）人工放养：人工放养以条件适合的瓜园作为放养场，4～5月投放保护越冬后的九香虫种虫，使其在瓜田内产卵、孵化并自然繁殖。瓜田的瓜类植物应考虑种植批次先后搭配，还可以在放养场内补充种植其他寄主如豆类、茄科、十字花科等作物，使九香虫整个生长期即5～10月有充足的饲料。另外，在放养场内不能使用杀虫剂，其他虫害及天敌等可通过人工方法清除，避免伤害九香虫。

2.采收时间　《本草纲目》中记载："九香虫，产于贵州永宁赤水河中。大如小指头，状如水黾，身青黑色。至冬于石下，土人多取之，以充人事。至惊蛰后即飞出，不可用矣。"由此可知，九香虫药材出产的最佳时期是在九香虫越冬期间（即每年10月至第二年3月），至于为何越冬之前和之后不能作为药材，笔者推论是由于越冬期的虫体含有丰富的脂肪，而脂肪恰恰是作为该药材的有效药用成分之一，然而其他时期的虫体脂肪含量远远达不到药材的质量要求。研究也发现，刚刚羽化的成虫与越冬期的成虫重量相差达30%以上，解剖后对比更加明显，越冬期的成虫整个腹部充满黄白色的脂肪，而刚羽化的成虫腹部除器官外，几乎见不到脂肪。至于两者的药理作用差异是否显著，还有待于进一步的实验研究。

3.加工炮制　九香虫的加工方法是将其捕捉后放入罐等密闭容器内，加酒盖紧将其闷死，或放入沸水中烫死，取出晒干或烘干。根据笔者的研究发现，九香虫在遇到刺激时会释放防御性物质即臭气，前文所述的"加酒"或"沸水"等即是外在的刺激，但是短期刺激不利于其防御性物质的完全释放，经实验研究，笔者提出了一种利于其体内防御性物质排出的方法，已申请国家发明专利（专利号：201310569069.1），这对于提升药材品质和食用口感有着非常重要的意义。

九香虫的炮制方法非常简单，参考《中华人民共和国药典》（2010年版）先将九香虫洗干净去除杂质，再依照清炒法炒至有香气即可。

4.常规管理　九香虫人工饲养过程中加强日常管理非常重要，是人工饲养获得成功的重要环节。日常管理工作大致有以下几方面。

（1）清洁卫生和病虫害防治：昆虫和其他动物一样，常因环境条件不适或受病原菌侵害而发生疾病，大多数昆虫在群集饲养过程中更容易感染疾病。因此，饲养者一定要保持饲养场所、饲养工具、饲养器皿等的清洁卫生。九香虫的疾病很少，仅发现个别若虫被真菌感染而死亡（图版 I K），保持饲养场的清洁卫生尤其重要，在成虫出蛰前对饲养场地进行1次彻底消毒，即可避免感病。九香虫的天敌主要是蚂蚁和蜘蛛，尤其在若虫期应注意预防，由于九香虫对各种农药均较敏感，饲养场内及其周围均不能使用农药。

（2）按需投料和清理残料：主要是针对室内饲养的九香虫，要定期投入新鲜饲料（南瓜叶），并及时清理残存饲料，以免其发生变质。既不能投料太多，造成浪费，也不可投料太少，使九香虫挨饿。这需要根据九香虫的数量和虫口密度而定，在饲养过程中可逐步摸索经验。

（3）及时保护卵和若虫：一般情况下，九香虫的卵和低龄若虫容易受到病虫害的侵袭，需要特殊留意和照管。虫卵多产于瓜茎干或瓜叶背面，在其产卵高峰时间段进行重点观察，并保留记号确定位置，再利用"水果套袋"原理对其进行保护，一来防止天敌昆虫取食虫卵或低龄若虫，二来当机械振动导致若虫受惊吓而跌落时不会直接掉到泥土里，这种方式有利于九香虫卵继续发育至若虫、成虫。此外，根据实际工作需要也可将卵、若虫等虫期从群体中提取出来分别饲养管理，可以得到发育整齐的后代，便于管理和采收。

（4）越冬管理：九香虫冬季进入冬眠期时，要注意在入冬前做好越冬准备。室外饲养的九香虫，要设置好越冬场所，做好保暖措施，防风防寒，使其安全过冬；室内饲养的九香虫，冬季加温，使其不进入冬眠状态，继续生长发育，以缩短生长发育周期。越冬时笼内可叠放留有缝隙的石板、水泥板、砖瓦等，以便成虫钻入越冬，需保持笼内地面湿润但不能积水，同时可在石板等上加盖适量稻草防寒。

（5）建立饲养档案：九香虫人工饲养，目前大多处于实验摸索或小规模饲养阶段，缺少成功经验。饲养者应借鉴同类昆虫人工饲养经验逐步摸索，有的还要做一些实验研究。而且，做好观察记录、建立饲养档案是非常必要的。这些宝贵资料有利于总结分析，使人工饲养技术逐渐成熟和完善。有条件者还可以将技术资料整理总结，撰写论文发表或进行技术交流。观察记录的内容包括不同时期的人工饲料配方和制作方法、投料比例、虫态变化、发育历期、病虫害情况、虫种来源及留种情况、采收加工情况等。

（6）采收和留种：为了保证收获的九香虫药材质量好、数量大，采收工作非常重要。前文已述，采收时间的选择是保障药品质量的关键因素，要按照要求才能获得符合标准的商品药材。采收时不能只顾采收，还要注意为来年或继代繁殖留好虫种。留种时一定要选体大、健壮、无病虫害的个体，这样才能保证后代的健壮。

（7）防风和遮阳：九香虫的初孵若虫容易被大风吹落，落入泥土后不能再次爬至寄主植物上便会死亡。为了防止此类事件发生，室外饲养九香虫时需设置挡风板，防止暴风袭击导致虫口密度骤减。寄主植物以南瓜为例，南瓜作为养殖九香虫所需的寄主植物被种植时，由于其密度远小于以产南瓜为目的的种植，常使饲养笼内的九香虫无法获得足够的阴凉环境。因此，需要在饲养笼的外层设置遮阴网，避免气温过高导致九香虫大量死亡。

（8）寄主种植：人工养殖的九香虫出蛰前需要准备好寄主植物，因而需要早于当地农耕时间开始种植南瓜。另外，九香虫生长繁殖旺盛的7～8月对寄主植物的取食量巨大，因虫的密度过高及分布不均会导致整株南瓜枯黄，必须及时补充新鲜南瓜叶。因此，南瓜的种植除了要尽早外，还要定期分批次进行种植以提供足够的饲料，并注意给南瓜增施肥料、勤于浇水，以保证瓜藤有充足的汁液。

二、人工饲料

目前，九香虫人工养殖的饲料以种植的南瓜植物为主，偶可辅以其他瓜类、豆类等，但是这种方式养殖成本较高。为了使人工养殖更规范、更方便，并获得更大的收益，研究者将研究重点放在了人工饲料的研发上。迄今仅见郭建军等发明的九香虫半人工饲料（专利号：201210165875.8），采用全年都能方便购买到的南瓜为主要原料，添加少量常规生化药品、化学药品，可代替依赖种植植物或可在季节性植物短缺时大量饲养九香虫，简化了在饲养过程中更换叶子的麻烦，其饲养效能与自然寄主饲养效能相当，有利于九香虫饲养的工厂化、标准化和规模化，其配方如下：按重量份数计算，包括250～350份南瓜浆、8～12份琼脂、8～12份蔗糖、4～6份山梨酸钾、4～6份抗坏血酸及550～650份蒸馏水。这种人工饲料的营养全面，不仅能成功解决季节性植物食物短缺的困难，而且具有成本低廉、操作简便的优点。

三、引诱剂开发

九香虫虽可作为理气止痛、温中助阳的药用昆虫，但因取食寄主南瓜、丝瓜等葫芦科植物的汁液而对寄主植物造成危害，也是一种危害农林生产的有害昆虫。由于传统的化学杀虫剂效果不理想且存在环境污染等问题，越来越多的研究转移到开发影响昆虫行为的化学信息物质上面，如以性外激素和植物源引诱剂为诱饵的诱捕装置来监测和控制虫害等。利用引诱剂诱集九香虫后进行人工捕捉，以作为人工养殖的种虫或直接加工成商品药材。因此，九香虫的引诱剂开发对于农林害虫防治及药用昆虫特种养殖均有重要意义。

为了开发九香虫的引诱剂，研究者们从九香虫寄主偏爱的行为学和寄主化学基础两方面开展研究工作。

1.寄主偏爱行为实验　为了进一步确定九香虫所偏爱的寄主植物，顾丁等通过野外调查和行为观测两种实验方法进行检测，确定九香虫的主要寄主植物。

（1）野外调查：对遵义市及周边地区的九香虫及其寄主植物进行调查，采集、记录并分析，初步确定了九香虫最偏爱的寄主植物为南瓜，而文献报道中所记载的其他寄主植物上未采集到九香虫。因此，笔者推论在自然条件下，九香虫会首选南瓜藤叶，只有在南瓜藤叶不存在的情况下才选择其他寄主植物。

（2）室内行为学观察：选择已报道的几种九香虫寄主植物（南瓜、辣椒、丝瓜、四季豆、黄瓜）进行室内寄主偏爱行为学观察，并与野外调查的结果相比较看两者结果是否一致。

实验一：将野外采集的九香虫随机分为4组（即A组、B组、C组和D组），分别进行室内寄主偏爱行为学实验观察。每组九香虫被放置在特定的养虫笼内，按照实验设计笼内已事先放有辣椒枝叶、丝瓜枝叶、四季豆枝叶、黄瓜枝叶和南瓜枝叶，分别在24h、48h和72h进行观察，明确九香虫寄主选择的结果。结果表明，九香虫寄主植物选择的次序依次为南瓜、丝瓜、黄瓜、四季豆和辣椒，对南瓜的偏爱程度远高于其他几种植物，且该结果具有统计学意义。

实验二：首先将野外采集的九香虫进行24h禁食处理，后续实验同前。结果表明，九香虫寄主植物选择的次序依次为南瓜、黄瓜、丝瓜、四季豆和辣椒，对南瓜的偏爱程度远高于其他几种植物，且该结果具有统计学意义。

综上所述，通过野外调查和室内行为学观察两种方法检测到的九香虫在寄主植物的选择上存在差异，前者选择仅为南瓜，后者选择包括葫芦科、豆科和茄科的植物，该结果虽与环境因素及室内空间狭小等有一定的关系，但仍然可以得出"九香虫最偏爱的寄主植物为南瓜"这一结论。

2.寄主化学基础　植物挥发物通常是由一些相对分子质量为100～200的物质所组成的混合物，每种植物都有属于自己的独特挥发性次生物质，且以特定的比例构成了该种植物的化学指纹谱。寄主植物的挥发性气味对昆虫的生存和繁殖具有重大意义，在昆虫寻找寄主、取食和繁殖等行为中发挥重要的定位作用和信号作用。例如，在植食性昆虫寄主定位阶段，九香虫使用嗅觉感受器对寄主植物的挥发性次生物质进行近距离的感知、定位，当与寄主接触后通过味觉感受器感知植物中营养成分的比例，进一步对植物中刺激素或抑制素的存在进行感知。许多植物挥发性物质已经被证明对特定昆虫具有一定的引诱作用，如棉花新品种"石远321"中释放的γ-萜品烯和乙酸叶醇对雌性绿盲蝽成虫具有极显著的引诱效果；芒果中的挥发性成分乙酸乙酯对桔小实蝇 *Bactrocera dorsalis*（Hendel）成虫有明显的引诱作用；鳞翅目昆虫粉纹夜蛾 *Trichoplusia ni*（Hübner）对茉莉花所释放的苯乙醛具有明显的趋性作用。

通过查阅资料及前期实验，笔者通过对九香虫寄主植物的挥发物进行分析和比较，明确各寄主植物的挥发性组分，筛选出可能的化学信息物质，为进一步开发出有效的九香虫植物引诱剂提供基础数据支持。

（1）寄主植物挥发性物质的成分及其相对含量：选取九香虫的5种寄主植物（南瓜、丝瓜、黄瓜、辣椒、千里光），利用固相微萃取和气相色谱-质谱联用技术（GC-MS）进行其挥发性物质中各种组分的分离、鉴定及含量测定，九香虫挥发性物质的成分及其相对含量见表4-1。

九香虫的5种寄主植物中共鉴定出153种挥发性物质，以醛类、烷类、醇类、烯类、酯类物质为主。南瓜叶的挥发物共鉴定出35种化合物，占总量的94.730%，以醛类和醇类为主，共占83.836%；南瓜茎的挥发物共鉴定出43种化合物，占总量的99.616%，以烷类、醇类和醛类为主，共占70.153%；丝瓜叶的挥发物共鉴定出47种化合物，占总量的74.788%，以酮类、醇类、醛类为主，共占44.732%；黄瓜叶的挥发物共鉴定出51种化合物，占总量的97.518%，以醛类、醇类、酮类、烷类为主，共占93.030%；辣椒叶的挥发物共鉴定出38种化合物，占总量的98.738%，以酯类、醇类为主，共占76.795%；千里光叶的挥发物共鉴定出52种化合物，占总量的95.522%，以烯类为主，共占90.108%。

（2）寄主植物挥发性物质的种类和数量：通过对九香虫寄主植物的挥发性物质进行统计，各类物质在寄主植物中的种类和数量见表4-2。5种寄主植物中所含化合物种类和数量有所不同，含量最多的化合物种类：南瓜叶中以醛类最多共检出15种化合物，占总含量的54.700%；南瓜茎中以烷类最多，共检出8种化合物，占总含量的44.695%；丝瓜叶中以酮类最多，共检出7种化合物，占总含量的20.998%；黄瓜叶中以醛类最多，共检出17种化合物，占总含量的39.911%；辣椒叶中以酯类最多，共检出4种化合物，占总含量的60.121%；千里光叶中以烯类最多，共检出29种化合物，占总含量的90.108%。

植食性昆虫的寄主选择行为常分为寄主的定向、降落和接触3个主要阶段，而寄主植物的气味特点是昆虫在定向寄主植物和降落运动阶段的主要诱导因素，可以通过人工合成植物挥发物中的有效组分来进行害虫诱捕防治。通过对九香虫的寄主植物挥发性物质成分进行分析，4种共有化合物分属于烷类和醛类，但这4种共有化合物占各自挥发物总量的比例较小（多数小于1%，仅南瓜茎中十七烷的含量超过5%）。因此，进一步对各个寄主植物中含量较高的成分筛选发现2-己烯醛（南瓜叶20.224%）、十八醛（南瓜叶19.434%）、顺-3-己烯醇（南瓜叶22.702%；黄瓜叶18.473%）、2-甲基-4-乙基己烷（南瓜茎28.230%）、反-2-己烯醛（黄瓜叶10.940%）等成分含量较高，上述成分很可能是九香虫嗅觉感受器所识别的挥发性次生物质，但是关于该类物质中真正发挥信号作用的种类及其配比还有待进一步研究。因此，下一步工作需要利用相关化合物对九香虫进行行为学检测，为开发出有效的九香虫植物引诱剂提供一定的基础。

表4-1　GC-MS分析鉴定5种九香虫寄主植物挥发性物质的成分及其相对含量

化合物种类	化合物名称	分子式	南瓜叶含量(%)	南瓜茎含量(%)	丝瓜叶含量(%)	黄瓜叶含量(%)	辣椒叶含量(%)	千里光叶含量(%)
醛类（aldehydes）	2-己烯醛　2-hexenal	$C_6H_{10}O$	20.224	4.556	—	—	4.690	—
	十八醛　octadecanal	$C_{18}H_{36}O$	19.434	—	—	—	—	—
	9,12,15-十八碳三烯醛　9,12,15-octadecatrienal	$C_{18}H_{30}O$	6.710	—	—	2.452	—	—
	2-甲基丙醛　2-methyl-propanal	C_4H_8O	0.067	—	—	—	0.104	—
	3-甲基丁醛　3-methyl-butanal	$C_5H_{10}O$	0.400	0.290	0.063	0.542	0.660	0.047
	2-甲基丁醛　2-methyl-butanal	$C_5H_{10}O$	0.280	0.186	—	0.457	0.443	0.019
	己醛　hexanal	$C_6H_{12}O$	2.603	1.171	0.695	2.559	0.245	0.076
	苯甲醛　benzaldehyde	C_7H_6O	0.403	0.253	—	5.600	0.466	—
	壬醛　nonanal	$C_9H_{18}O$	0.517	2.314	—	6.855	—	—
	2,6,6-三甲基1,3-环己二烯-1-甲醛　1,3-cyclohexadiene-1-carboxaldehyde-2,6,6-trimethyl	$C_{10}H_{14}O$	0.137	—	—	—	—	—
	癸醛　decanal	$C_{10}H_{20}O$	0.839	2.276	0.278	1.397	—	—
	十四醛　tetradecanal	$C_{14}H_{28}O$	0.737	—	—	0.505	—	—
	9,12-十八碳二烯醛　9,12-octadecadienal	$C_{18}H_{32}O$	1.123	—	—	—	—	—
	戊醛　pentanal	$C_5H_{10}O$	—	0.793	—	0.572	—	—
	戊烯醛　pentenal	C_5H_8O	—	—	—	0.591	—	—
	辛醛　octanal	$C_8H_{16}O$	—	0.600	—	1.943	—	—
	丁醛　butanal	C_4H_8O	0.812	—	0.142	0.650	—	—
	反-2-己烯醛　trans-2-hexenal	$C_6H_{10}O$	—	—	6.310	10.940	—	0.385
	反-2,4-庚二烯醛　trans-2,4-heptadienal	$C_7H_{10}O$	—	—	—	2.240	—	—
	藏花醛　safranal	$C_{10}H_{14}O$	—	—	0.291	0.204	—	—
	β-环柠檬醛　beta-cyclocitral	$C_{10}H_{16}O$	0.414	—	0.402	2.072	1.925	—
	β-环高柠檬醛　beta-cyclohomocitral	$C_{11}H_{18}O$	—	—	0.208	0.332	—	—

续表

化合物种类	化合物名称	分子式	南瓜叶 含量(%)	南瓜茎含量(%)	丝瓜叶 含量(%)	黄瓜叶 含量(%)	辣椒叶 含量(%)	千里光叶 含量(%)
	丙醛 propanal	C₃H₆O	—	—	0.324	—	—	—
	4-乙基苯并醛 4-ethylbenzaldehyde	C₉H₁₀O	—	—	1.063	—	—	—
	2-丁基2-辛烯醛 2-octenal 2-butyl	C₁₂H₂₂O	—	—	0.560	—	—	—
醇类 (alcohols)	顺-3-己烯醇 cis-3-hexenol	C₆H₁₂O	22.702	—	—	18.473	—	0.204
	1-己醇 1-hexanol	C₆H₁₄O	3.906	—	—	—	—	—
	1-辛烯-3-醇 1-octen-3-ol	C₈H₁₆O	0.951	—	—	—	—	—
	2-乙基己醇 1-hexanol 2-ethyl	C₈H₁₈O	0.442	1.332	—	0.854	—	—
	R-(-)-(Z)-14-甲基-8-十六碳烯-1-醇 R-(-)-(Z)-14-methyl-8-hexadecen-1-ol	C₁₇H₃₄O	0.997	—	—	—	—	—
	Z-2-十八烯-1-醇 Z-2-octadecen-1-ol	C₁₈H₃₆O	0.138	—	—	—	—	—
	1-戊醇 1-pentanol	C₅H₁₂O	—	1.728	—	—	—	—
	3,5,5-三甲基-2-环己烯醇 2-hexene3,5,5-trimethyl	C₉H₁₈O	—	1.909	—	—	—	—
	苯甲醇 benzyl alcohol	C₇H₈O	—	5.261	—	—	—	—
	6,6-二甲基二环[3.1.1]庚-2-烯-2-甲醇 bicyclo[3.1.1]hept-2-ene2-methanol-6,6-dimethyl	C₁₀H₁₆O	—	0.880	—	—	—	—
	乙醇 ethanol	C₂H₆O	—	—	—	—	—	0.093
	4-萜烯醇 terpinen-4-ol	C₁₀H₁₈O	—	—	—	—	—	0.128
	橙花叔醇 nerolidol	C₁₅H₂₆O	—	—	—	—	—	0.130
	1,6-亚甲基二氢萘-5-醇 1,6-germacradien-5-ol	C₁₅H₂₆O	—	—	—	—	—	0.194
	T-依兰油醇 T-muurolol	C₁₅H₂₆O	—	—	—	—	—	1.635
	α-红没药醇 alpha-bisabolol	C₁₈H₃₂O	—	—	—	—	—	0.109
	异植醇 isophytol	C₂₀H₄₀O	—	—	0.150	—	11.331	0.026
	乙硫醇 methane thiobis	C₂H₆S	—	—	—	0.210	—	—
	1-壬烯-4-醇 1-nonen-4-ol	C₉H₁₈O	—	—	—	2.274	—	—

续表

化合物种类	化合物名称	分子式	南瓜叶含量（%）	南瓜茎含量（%）	丝瓜叶含量（%）	黄瓜叶含量（%）	辣椒叶含量（%）	千里光叶含量（%）
	薄荷醇 dl-menthol	$C_{10}H_{20}O$	—	—	—	0.816	—	—
	芳樟醇 linalool	$C_{10}H_{18}O$	—	—	—	—	4.945	—
	顺-3-己烯-1-醇 (Z)-3-hexen-1-ol	$C_6H_{12}O$	—	—	—	—	—	0.807
	1-辛醇 1-octanol	$C_8H_{18}O$	—	—	—	1.559	—	—
	α-雪松醇 alpha-cedrol	$C_{15}H_{26}O$	—	0.487	—	0.184	—	—
	植醇 phytol	$C_{20}H_{40}O$	—	1.422	12.484	4.576	0.398	0.467
	1-戊烯-3-醇 1-penten-3-ol	$C_5H_{10}O$	—	—	0.326	—	—	—
	艾醇 yomogi alcohol	$C_{10}H_{18}O$	—	—	0.183	—	—	—
	2,6-二甲基环己醇 cyclohexanol 2,6-dimethyl	$C_8H_{16}O$	—	—	0.255	—	—	—
酮类（ketones）	1-戊烯-3-酮 1-penten-3-one	C_5H_8O	1.737	0.501	—	—	—	—
	2,6,6-三甲基-2-环己烯-1,4-二酮 2,6,6-trimethyl 2-cyclohexene-1,4-dione	$C_9H_{12}O_2$	0.189	—	—	0.608	—	—
	顺-6,10-二甲基5,9-十一碳二烯-2-酮 5,9-undecadien-2-one 6,10-dimethyl (Z)	$C_{13}H_{22}O$	1.450	—	—	—	—	—
	4-[2,6,6]-三甲基-1-环己烯-1-基-3-丁烯-2-酮 3-buten-2-one-4-[2,6,6]-trimethyl-1-cyclohexen-1-yl	$C_{13}H_{20}O$	0.942	—	—	—	—	—
	六氢法尼基丙酮 hexahydrofarnesyl acetone	$C_{18}H_{36}O$	0.209	—	0.325	0.674	0.254	—
	丙酮 acetone	C_3H_6O	—	1.003	—	—	—	0.036
	3-甲基-2-丁酮 3-methyl-2-butanone	$C_5H_{10}O$	—	0.581	—	—	—	—
	2-甲基环戊酮 cyclopentanone 2-methyl	$C_6H_{10}O$	—	0.268	—	—	—	—
	香叶基丙酮 geranyl acetone	$C_{13}H_{22}O$	—	0.699	2.819	2.193	0.712	—
	β-紫罗兰酮 beta-ionone	$C_{13}H_{20}O$	—	1.641	12.620	7.608	2.299	—
	2-十七烷酮 2-heptadecanone	$C_{17}H_{34}O$	—	0.256	—	—	—	—
	α-木酮 alpha-muurolene	$C_{15}H_{24}$	—	—	—	—	—	0.390

续表

化合物种类	化合物名称	分子式	南瓜叶含量(%)	南瓜茎含量(%)	丝瓜叶含量(%)	黄瓜叶含量(%)	辣椒叶含量(%)	千里光叶含量(%)
	3-甲基环戊酮 cyclopentanone 3-methyl	$C_6H_{10}O$	—	—	—	0.203	—	—
	3-辛酮 3-octanone	$C_8H_{16}O$	—	—	—	1.793	—	—
	2,3-辛二酮 2,3-octanedione	$C_8H_{14}O_2$	—	—	—	0.584	—	—
	α-紫罗兰酮 alpha-ionone	$C_{13}H_{20}O$	—	—	1.720	0.297	—	—
	法尼基丙酮C farnesyl acetone C	$C_{18}H_{30}O$	—	—	0.565	0.197	—	—
	3,3-二甲基-2,7-辛二酮 2,7-octanedione 3,3-dimethyl	$C_{10}H_{18}O_2$	—	—	0.388	—	—	—
	1-甲基-金刚烷基酮 methyl-1-adamantyl ketone	$C_{12}H_{18}O$	—	—	2.561	—	—	—
烷类 (alkanes)	7-氧杂双环[4.1.0]庚烷 7-oxabicyclo[4.1.0]heptane	$C_6H_{10}O$	0.252	—	—	—	—	—
	十六烷 hexadecane	$C_{16}H_{34}$	0.239	4.149	1.079	0.951	1.158	—
	十七烷 heptadecane	$C_{17}H_{36}$	1.459	6.418	0.485	0.790	1.082	0.348
	十八烷 octadecane	$C_{18}H_{38}$	0.444	3.712	1.200	0.329	1.045	0.128
	2-甲基-4-乙基己烷 hexane 4-ethyl-2-methyl	C_9H_{20}	—	28.230	—	—	—	—
	十五烷 pentadecane	$C_{15}H_{32}$	—	0.720	—	0.567	0.513	—
	植烷 phytane	$C_{20}H_{42}$	—	0.542	0.186	—	0.409	0.032
	十九烷 nonadecane	$C_{19}H_{40}$	—	0.712	0.746	—	0.276	0.039
	二十烷 eicosane	$C_{20}H_{42}$	—	0.212	—	—	0.419	—
	环辛烷 cyclooctane	C_8H_{16}	—	—	—	5.784	—	—
	壬基-环丙烷 nonyl-cyclopropane	$C_{12}H_{24}$	—	—	—	1.388	—	—
	姥鲛烷 pristane	$C_{19}H_{40}$	—	—	—	0.124	—	—
	二十三烷 tricosane	$C_{23}H_{48}$	—	—	—	0.083	0.135	—
	辛烷 octane	C_8H_{18}	—	—	—	—	0.037	—
	2,6,10,14-四甲基十七烷 heptadecane 2,6,10,14-tetramethyl	$C_{21}H_{44}$	—	—	—	—	0.379	—
	4-甲基十二烷 4-methyldodecane	$C_{13}H_{28}$	—	—	—	—	0.500	—

续表

化合物种类	化合物名称	分子式	南瓜叶含量(%)	南瓜茎含量(%)	丝瓜叶含量(%)	黄瓜叶含量(%)	辣椒叶含量(%)	千里光叶含量(%)
	1,1-二甲氧基十六烷 hexadecane 1,1-dimethoxy	$C_{18}H_{38}O_2$	—	—	—	—	—	—
	十四烷 tetradecane	$C_{14}H_{28}$	—	—	0.307	—	0.205	—
	环氧环已烷 cyclohexene oxide	$C_6H_{10}O$	—	—	0.089	—	—	—
	2-亚环已基-3-乙基戊烷 pentane 2-cyclohexyliden 3-ethyl	$C_{13}H_{24}$	—	—	2.044	—	—	—
烯类（alkenes）	2-戊烯 2-pentene	C_5H_{10}	0.359	—	—	—	—	—
	1-十八碳烯 1-octadecene	$C_{18}H_{36}$	—	2.260	—	0.221	0.235	—
	新植二烯 neophytadiene	$C_{20}H_{38}$	—	0.222	1.228	0.130	1.753	0.130
	三环烯 tricyclene	$C_{10}H_{16}$	—	—	—	—	—	0.015
	侧柏烯 thujene	$C_{10}H_{16}$	—	—	—	—	—	0.053
	α-蒎烯 alpha-pinene	$C_{10}H_{16}$	—	—	—	—	—	12.212
	莰烯 camphene	$C_{10}H_{16}$	—	—	—	—	—	0.046
	桧烯 sabinene	$C_{10}H_{16}$	—	—	—	—	—	0.528
	β-蒎烯 beta-pinene	$C_{10}H_{16}$	—	—	—	—	—	0.256
	月桂烯 myrcene	$C_{10}H_{16}$	—	—	—	—	—	3.098
	α-萜品烯 alpha-terpinene	$C_{10}H_{16}$	—	—	—	—	—	0.074
	柠檬烯 limonene	$C_{10}H_{16}$	—	—	—	—	—	0.450
	顺-罗勒烯 cis-ocimene	$C_{10}H_{16}$	—	—	—	—	—	1.270
	反-β-罗勒烯 trans-beta-ocimene	$C_{10}H_{16}$	—	—	—	—	—	12.970
	γ-萜品烯 gama-terpinene	$C_{10}H_{16}$	—	—	—	—	—	0.288
	1-十一烯 1-undecene	$C_{11}H_{22}$	—	—	—	—	—	1.580
	α-可巴烯 alpha-copaene	$C_{15}H_{24}$	—	—	—	—	—	0.175
	β-榄香烯 beta-elemene	$C_{15}H_{24}$	—	—	—	—	—	1.488
	α-荜澄茄烯 alpha-cubebene	$C_{15}H_{24}$	—	—	—	—	—	0.112

续表

化合物种类	化合物名称	分子式	南瓜叶含量(%)	南瓜茎含量(%)	丝瓜叶含量(%)	黄瓜叶含量(%)	辣椒叶含量(%)	千里光叶含量(%)
	β-石竹烯 beta-caryophyllene	C₁₅H₂₄	—	—	—	—	—	1.477
	香橙烯 aromadendrene	C₁₅H₂₄	—	—	—	—	—	0.184
	α-葎草烯 alpha-humulene	C₁₅H₂₄	—	—	—	—	—	3.817
	二环倍半水芹烯 bicyclosesquiphellandrene	C₁₅H₂₄	—	—	—	—	—	0.433
	γ-杜松烯 gama-cadinene	C₁₅H₂₄	—	—	—	—	—	0.742
	大牛儿烯 D germacrene D	C₁₅H₂₄	—	—	—	—	—	14.020
	(Z,E) α-法呢烯 (Z,E) alpha-farnesene	C₁₅H₂₄	—	—	—	—	—	17.703
	双环十一烯 bicyclogermacrene	C₁₅H₂₄	—	—	—	—	—	4.425
	E,E-α-法呢烯 E,E-alpha-farnesene	C₁₅H₂₄	—	—	—	—	—	8.731
	α-紫穗槐烯 alpha-amorphene	C₁₅H₂₄	—	—	—	—	—	1.471
	δ-杜松烯 delta-cadinene	C₁₅H₂₄	—	—	—	—	—	2.149
	1,4-二烯-花生四烯 cadina-1,4-diene	C₁₅H₂₄	—	—	—	—	—	0.211
	5-叔丁基-1,3-环戊二烯 1,3-cyclopentadiene 5-tert-butyl	C₉H₁₄	—	—	—	—	0.038	—
	反-9-二十碳烯 (E)-9-eicosene	C₂₀H₄₀	—	—	—	—	0.147	—
酯类（esters）	棕榈酸甲酯 methyl palmitate	C₁₇H₃₄O₂	0.240	—	1.255	—	0.507	—
	1,2-苯二甲酸二[2-甲基丙基]酯 1,2-benzenedicarboxylic acid bis [2-methylpropyl] ester	C₁₆H₂₂O₄	—	0.449	—	—	—	—
	十六酸甲酯 hexadecanoic acid methyl ester	C₁₇H₃₄O₂	—	1.949	—	0.776	—	—
	邻苯二甲酸二丁酯 dibutyl phthalate	C₁₆H₂₂O₄	—	0.799	—	—	—	—
	三氯乙酸十三烷基酯 trichloroacetic acid tridecyl ester	C₁₅H₂₇Cl₃O₂	—	0.885	—	—	—	—
	顺-9,12,15-十八碳三烯酸甲酯 9,12,15-octadecatrienoic acid methyl ester（Z,Z,Z）	C₁₉H₃₂O₂	—	0.456	—	—	0.298	—
	二氢猕猴桃内酯 dihydroactinidiolide	C₁₁H₁₆O₂	—	—	1.508	0.289	—	—
	亚油酸甲酯 methyl linoleate	C₁₉H₃₄O₂	—	—	—	0.155	—	—

续表

化合物种类	化合物名称	分子式	南瓜叶含量（%）	南瓜茎含量（%）	丝瓜叶含量（%）	黄瓜叶含量（%）	辣椒叶含量（%）	千里光叶含量（%）
	亚麻酸甲酯 methyl linolenate	$C_{19}H_{32}O_2$	—	—	4.699	1.229	—	—
	水杨酸甲酯 methyl salicylate	$C_8H_8O_3$	—	—	—	—	59.116	—
	反亚油酸甲酯 linolelaidic acid methyl ester	$C_{19}H_{34}O_2$	—	—	—	—	0.200	—
	（2-呋喃基）辛酸-8-甲酯 methyl8-（2-furyl）octanoate	$C_{13}H_{20}O_3$	—	—	1.532	—	—	—
	棕榈油酸甲酯 methyl palmitoleate	$C_{17}H_{32}O_2$	—	—	0.388	—	—	—
	10,13-十八碳二烯酸甲酯 10,13-octadecadienoic acid methyl ester	$C_{19}H_{34}O_2$	—	—	0.796	—	—	—
	双［2-乙基（己基）邻苯二甲酸酯］bis［2-ethy（hexyl）phthalate］	$C_{24}H_{48}O_4$	—	—	0.051	—	—	—
呋喃类（furans）	2-乙基呋喃 furan 2-ethyl	C_6H_8O	1.918	0.667	7.447	1.044	0.322	0.050
	2-戊基呋喃 furan 2-pentyl	$C_9H_{14}O$	—	2.561	0.079	0.440	0.211	—
硫醚类（thioethers）	二甲基硫醚 thiobismethane	C_2H_6S	0.242	0.335	0.234	—	0.486	0.024
炔类（alkynes）	6-十三碳烯-4-炔 6-tridecene-4-yne	$C_{13}H_{22}$	1.214	—	—	—	—	—
苯类（benzenes）	丁化羟基甲苯 BHT	$C_{15}H_{24}O$	—	10.678	—	0.204	0.315	—
	1,3-双（1-甲基丙基）苯 1,3-bis（1-methylpropyl）-benzene	$C_{14}H_{22}$	—	—	2.017	—	—	—
苯基肟类（phenyl-oximes）	甲氧基苯基肟 methoxy-phenyl oxime	$C_8H_9NO_2$	—	3.253	—	—	—	—
硫化物（sulfides）	薄荷基硫化物 mintsulfide	$C_{15}H_{24}S$	—	—	—	—	—	0.047
吡咯类（pyrroles）	N-甲基吡咯 1H-pyrrole 1-methyl	C_5H_7N	—	—	—	—	0.480	—
苯并吡喃类（benzopyrans）	二氢依杜兰 dihydroedulan	$C_{13}H_{22}O$	—	—	0.073	—	—	—
酸类（acids）	辛酸 octanoic acid	$C_8H_{16}O_2$	—	—	0.241	—	—	—
	十六烷酸 hexadecanoic acid	$C_{16}H_{32}O_2$	—	—	2.080	—	—	—

表4-2　各类物质在寄主植物中的种类和数量

化合物种类	南瓜叶 含量(%)	南瓜叶 数量	南瓜茎 含量(%)	南瓜茎 数量	丝瓜叶 含量(%)	丝瓜叶 数量	黄瓜叶 含量(%)	黄瓜叶 数量	辣椒叶 含量(%)	辣椒叶 数量	千里光叶 含量(%)	千里光叶 数量
醛类（aldehydes）	54.700	15	12.439	9	10.336	11	39.911	17	8.533	7	0.527	4
醇类（alcohols）	29.136	6	13.019	7	13.398	5	28.946	8	16.674	3	3.793	10
酮类（ketones）	4.527	5	4.949	7	20.998	7	14.157	9	3.265	3	0.426	2
烷类（alkanes）	2.394	4	44.695	8	6.136	8	10.016	8	6.158	12	0.547	4
烯类（alkenes）	0.359	1	2.482	2	1.52	2	0.351	2	2.173	4	90.108	29
酯类（esters）	0.240	1	4.538	5	10.229	7	2.449	4	60.121	4	—	—
苯类（benzenes）	—	—	10.678	1	2.017	1	0.204	1	0.315	1	—	—
呋喃类（furans）	1.918	1	3.228	2	7.526	2	1.484	2	0.533	2	0.050	1
硫醚类（thioethers）	0.242	1	0.335	1	0.234	1	—	—	0.486	1	0.024	1
苯基肟类（phenyloximes）	—	—	3.253	1	—	—	—	—	—	—	—	—
炔类（alkynes）	1.214	1	—	—	—	—	—	—	—	—	—	—
硫化物（sulfides）	—	—	—	—	—	—	—	—	—	—	—	—
吡咯类（pyrroles）	—	—	—	—	—	—	—	—	0.480	1	0.047	1
酸类（acids）	—	—	—	—	2.321	2	—	—	—	—	—	—
苯并吡喃类（benzopyrans）	—	—	—	—	0.073	1	—	—	—	—	—	—

综上所述，九香虫的人工养殖具有广阔的前景，而且有利于我国中药昆虫的现代化开发利用，但是要想实现九香虫的大规模人工养殖需要解决以下两个问题：①开发出营养丰富、价格低廉的人工饲料，降低养殖成本；②打破冬眠，干预九香虫进入冬眠的体内信号通路，防止其进入冬眠，从而继续生长繁殖，实现一年一代以上，提高产量。因此，后续进行九香虫人工养殖研究或从业人员，可以尝试从上述两个方面开展工作，九香虫的规模化人工养殖任重道远。

参 考 文 献

侯晓晖，李晓飞，孙廷. 2012. 九香虫"臭气"挥发性成分的GC-MS分析[J]. 广东农业科学，18：133-134.

孔庆胜，王彦英，蒋滢. 2000. 南瓜多糖的分离、纯化及其降血脂作用[J]. 中国生化药物杂志，21（3）：130-132.

李昌勤，王海燕，卢引，等. 2013. 顶空固相微萃取法分析超甜蜜本南瓜肉挥发性成分[J]. 河南大学学报（医学版），32（1）：19-21.

任永新. 2007. 浅谈南瓜的保健功能及药理作用[J]. 食品工程，2（6）：10-12.

王岱杰，杜琪珍，王晓，等. 2010. 南瓜化学成分的研究[J]. 食品与安全，12（1）：36-38.

王鹏，王春玲，张占伟，等. 1999. 南瓜须镇痛抗炎药理作用实验研究[J]. 时珍国医国药，10(8)：567.

姚银花. 2006. 九香虫的生物学特征及其应用价值[J]. 黔东南民族师范高等专科学校学报，24（6）：48-49.

张凡华. 2007. 低分子量南瓜多糖的提取、纯化、结构及抗氧化功能研究[D]. 北京：中国农业大学.

张芳，蒋作明，章恩明. 2000. 南瓜的功能特性及其在食品工业中的应用[J]. 食品工业科技，21（6）：62-64.

张笠，郭建军. 2011. 九香虫资源及其利用研究[J]. 西南师范大学学报（自然科学版），36（5）：151-155.

张颖，陈建伟，高源. 2009. 九香虫资源鉴定、化学、药理与药食应用研究[J]. 亚太传统医药，5（9）：44-47.

张拥军，李鸿梅，姚惠源. 2003. 南瓜多糖的分离分析与降糖性质研究[J]. 中国计量学院学报，3（15）：238-241.

第五章
九香虫的营养成分

中国人食用九香虫的历史悠久，因九香虫既是食品，又是滋补和保健良药，所以有着食药同源、寓医于食的传统。古人云："一碟九香屁巴虫，胜过佳肴满蒸笼"，可见人们对九香虫的肯定与喜爱。九香虫产区如贵州的正安、剑河等地有食用九香虫的习惯，其味道清香可口、别具风味。常见的九香虫食疗做法有油炸九香虫、焙炒九香虫、酒炒九香虫等。

九香虫作为一种保健食品，其营养价值极高。俗话说："有钱吃鹿茸，没钱吃打屁虫"，这一俗语道出了九香虫物美价廉的特点，更重要的是指出了九香虫有类似鹿茸的功效。利用现代检测技术对九香虫的营养成分进行分析，发现除蛋白质和脂肪等主要成分外，还含有甲壳质、维生素、尿嘧啶、黄嘌呤、次黄嘌呤及铁、铜、锌等微量元素，且其排出的"臭气"主要为醛或酮类物质。因此，了解作为中药和保健食品的九香虫中所含的各种营养物质及其组成，有助于深度开发利用其药用价值；检测其中的有害成分，有利于中药昆虫的质量控制标准的建立。

一、脂肪油

最早为人们所认识的九香虫营养成分就是脂肪油，又称为"九香虫油"。前文已述及，作为中药的九香虫为每年进入冬眠期且未复苏的成虫，这一时期的九香虫体内富含大量的脂肪，用于过冬、保暖等维持生命体征，脂肪油是其体内含量最为丰富的物质。就脂肪的含量而言，九香虫体内的脂肪比例远远高于其他昆虫，这可能与其越冬的保护机制有关。刘伦沛等利用索氏提取法测定产自贵州凯里、从江和习水的九香虫样本中粗脂肪的含量为43%～53%，其含量差异较大，可能与产地或捕捉季节等有关。

目前，九香虫的质量控制方法比较缺乏，《中华人民共和国药典》（2010年版）也仅仅收载了用浸出物的方法控制质量，因此可以考虑从九香虫中丰富的脂肪油成分出发，建立九香虫指纹图谱数据库，为九香虫质量控制评价标准、临床用药提供科学依据。一般认为，九香虫以含油性成分量大者为佳，脂肪中含有的油酸、亚油酸及软脂酸等脂肪酸对人体具有平衡调节作用，在降血脂、抗肿瘤、免疫调节等方面起着重要的作用。前人利用不同方法对不同产地的九香虫脂肪油成分进行分析，相对变化较大。

刘伦沛等对九香虫中脂肪油的成分进行检测，仅发现12种脂肪酸，即豆蔻酸（C14:0）、十四碳一烯酸（C14:1）、软脂酸（C16:0）、软脂油酸（C16:1）、硬脂酸（C18:0）、油酸（C18:1）、亚油酸（C18:2）、花生酸（C20:0）、二十二酸（C22:0）、芥酸（C22:1）、二十二碳二烯酸（C22:2）和二十四酸（C24:0），其中含量较多的为软脂油酸、软脂酸和油酸，分别占油脂的24.14%、24.03%和20.41%，这三种脂肪酸含量占总油脂的68.58%，含量较少的为二十二碳二烯酸和硬脂酸，分别是0.3923%和0.6316%。而涂爱国等利用索氏提取器对九香虫中的脂肪油进行了提取和测定，采用石英毛细管柱及GC-MS对脂肪油进行了分析。九香虫中脂肪油含量是45.6%，从中分离并鉴定了16种成分，并测定了相对含量，其主要成分为油酸（44.17%）、亚油酸（21.48%）、软脂酸（20.28%）、9-软脂油酸（7.20%）和硬脂酸（4.14%）等（表5-1）。

表5-1　九香虫脂肪油化学成分分析

峰号	保留时间（min）	相对分子质量	分子式	化合物名称	相对含量（%）
1	10.881	184	$C_{13}H_{28}$	十三烷	0.49
2	14.737	172	$C_{10}H_{20}O_2$	十烷酸	0.03
3	16.456	214	$C_{13}H_{26}O_2$	十三酸	0.04
4	22.213	226	$C_{14}H_{26}O_2$	肉豆蔻烯酸	0.05
5	22.736	228	$C_{14}H_{28}O_2$	肉豆蔻酸	0.31
6	30.101	254	$C_{16}H_{30}O_2$	9-软脂油酸	7.20
7	31.098	256	$C_{16}H_{32}O_2$	软脂酸	20.28
8	35.940	270	$C_{17}H_{34}O_2$	十七酸	0.05
9	40.523	280	$C_{18}H_{32}O_2$	亚油酸	21.48
10	41.118	282	$C_{18}H_{34}O_2$	油酸	44.17
11	41.631	278	$C_{18}H_{30}O_2$	亚麻酸	0.28
12	42.303	284	$C_{18}H_{36}O_2$	硬脂酸	4.14
13	48.313	312	$C_{20}H_{40}O_2$	花生酸	0.35
14	49.040	310	$C_{20}H_{38}O_2$	11-二十烯酸	0.26
15	53.336	340	$C_{22}H_{44}O_2$	二十二酸	0.13
16	60.557	368	$C_{24}H_{48}O_2$	二十四酸	0.11

脂肪酸的结构不同，其功能也不一样。不饱和脂肪酸可以降低血中胆固醇的含量，抑制血栓形成；而作为必需脂肪酸的多不饱和脂肪酸还具有特殊的生理作用，如作为磷脂的重要组成成分，参与细胞膜的结构和功能；亚油酸还是合成前列腺素、血栓素的活性物质的前体，可以使胆固醇酯化，从而降低血液中的胆固

醇水平；亚麻酸在人体内可衍生成DHA和EPA两种不饱和脂肪酸，其对人体有独特的生理作用。九香虫脂肪油中不饱和脂肪酸和必需脂肪酸的含量都比较高，与其药用疗效有关，值得进一步研究。由于九香虫含有50%以上的不饱和脂肪酸，且有些是人体不能合成的必需脂肪酸，其对人体的益处毋庸置疑。

刘伦沛等认为九香虫属于高脂肪源食品，且含有肉豆蔻酸和芥酸，肉豆蔻酸能提高人体胆固醇水平，芥酸在体内可沉积于心肌等处，导致心肌纤维化，引起心肌病变，因此，中老年人及有心脏疾病的人不宜食用九香虫。但涂爱国等并未检测到芥酸且脂肪酸的种类为16种，因此对于九香虫中脂肪酸的种类及含量有待进一步研究，以明确其成分及不良反应，为九香虫的保健食品开发提供理论依据。

九香虫含油量高，脂肪油的酸败对药材的质量将产生很大影响。吴玉兰等选用了脂肪油的熔点、酸值、皂化值、碘值、过氧化值、羰基值等指标来初步考察九香虫中脂肪油的酸败情况，并用气相色谱法测定其主要脂肪酸的含量，旨在对九香虫脂肪油的质量做出初步评价，并为九香虫药材质量评价提供参考。报道中除个别批次外，九香虫脂肪油理化性质的具体检测指标如下：酸值是脂肪油中游离脂肪酸的量度标准，也是精炼油脂品质好坏的重要标志之一，研究中不同样品的酸值变化在114.8～144.2mg/g；皂化值是指中和并皂化脂肪、脂肪油或其他类似物质1g中含有的游离酸类和酯类所需氢氧化钾的重量，主要与油中脂肪酸或脂肪酸酯含量及脂肪酸的平均分子量有关，研究中不同样品的皂化值变化在183.4～197.2mg/g；碘值是指脂肪、脂肪油或其他类似物质100g在充分卤化时需要的碘量，碘值越高，往往不饱和键越多，研究中不同样品的碘值变化在55.23～67.12mg/g；过氧化值是油脂与空气中的氧发生作用所产生的氢过氧化物，是油脂自动氧化的初级产物，它具有高度活性，能迅速分解，产生低分子醛、酮等对人体有害的物质，研究中不同样品的过氧化值变化在0.0218%～0.2406%；油脂发生氧化后，羰基值将会增大，油的营养价值大大降低，且油脂的酸败及氧化必然导致脂肪酸总含量降低，脂肪油成分也会发生变化，研究中不同样品的羰基值变化在7.808%～71.13%。研究中不同样品九香虫脂肪油的酸值比一般食用油的酸值要高，由于其与过氧化值、羰基值及脂肪酸的总含量有一定的相关性，并参考《食用动物油脂卫生标准》，考虑九香虫脂肪油的酸值高可能不是酸败造成的，而是由于该脂肪油本身就含有较高的游离脂肪酸。因此，根据样品酸败的原理，对九香虫脂肪油的酸败度评价应依据过氧化值和羰基值及脂肪酸的含量来判断，最终确定酸败与否需要检测脂肪酸的总含量。

另外，前文所述九香虫中的脂肪酸检测多采用气相色谱法（GC）、GC-MS、柱前皂化或衍生化高效液相色谱法（HPLC）等，但GC与GC-MS由于柱温过高在分析中容易引起亚油酸双键断裂或异构化，并且GC-MS在质量控制中难以推广；而柱前衍生化HPLC通常是先用石油醚将脂肪酸提出，然后取一定量油脂皂化或衍生化进行测定，操作步骤烦琐，容易造成误差。然而，高效液相-蒸发光散射法（HPLC-ELSD）测定脂肪酸时，样品不需要甲酯化即可直接分析，避免了甲酯化产物的多样性、甲酯化不彻底等问题，而且操作简便、结果准确，为九香虫脂肪酸含量测定的质量控制和品种评价提供了方法。

二、蛋白质

昆虫的蛋白质含量比目前所食用的各种肉类如牛肉、猪肉、鸡肉、鱼肉等都要高，是优质蛋白质的来源之一。据专家们预测，21世纪昆虫将成为仅次于微生物和细胞生物的第三大类蛋白质来源，因为昆虫种类多、数量大、分布广、繁殖快，且具有高蛋白质、低脂肪、低胆固醇的优点，其营养结构合理、肉质纤维少、易于吸收，优于植物蛋白质，为世界各国所关注。

刘伦沛等与李俐等均采用凯氏定氮法测定九香虫体内粗蛋白质含量，但是其占九香虫药材干重的比例不同，分别为44.3%和35.0%，通过氨基酸自动分析仪分析测定九香虫的氨基酸组成及含量也有所不同（表5-2）。刘伦沛等测出贵州凯里的九香虫样本含有18种氨基酸，其中丝氨酸和苏氨酸的含量较高，分别为20.40%和15.52%，而色氨酸和缬氨酸含量较低，分别是0.30%和0.70%。但是李俐等对贵州从江和习水的九香虫样本进行检测并未检出胱氨酸，也就是说只检测出17种氨基酸，而且每种氨基酸的含量都有一定的差别，其中差异较大的是丝氨酸、苏氨酸、缬氨酸和脯氨酸等。

九香虫含有人体必需的8种氨基酸，其含量占总氨基酸量的22.3%～38.3%，能够提供人体生长所需的氨基酸。另外，九香虫中含有四种鲜味氨基酸即天冬氨酸、谷氨酸、丙氨酸和甘氨酸，其含量占总氨基酸量的15.5%，进一步说明九香虫是一种口感鲜美的天然食品资源。

现代营养学的观点认为评价食品的营养价值不仅要看其营养物质种类的多寡，还要看其蛋白质的营养价值。蛋白质是食品中最重要的质量指标，直接影响食品的色、香、味，而且食品的营养价值高低取决于其中所含氨基酸的种类、数量，尤其是人体必需氨基酸的种类、数量，即必需氨基酸的配比是否协调。氨基酸的质量评价通过分析必需氨基酸的配比，即样品中必需氨基酸总量（E）与非必需氨基酸总量（N）的比值（E/N）来评定。根据联合国粮食及农业组织/世界卫生组织（FAO/WHO）提出的参考蛋白质的模式，必需氨基酸含量（$E\%$）应达到40%左右，E/N的值应在0.60以上。九香虫中必需氨基酸含量为42.38%，非必需氨基酸含量（$N\%$）为57.62%，则E/N为0.736，符合FAO/WHO提出的参考蛋白质的模式要求。根据九香虫所含氨基酸的特点，将九香虫与其他氨基酸含量多的食品调配食用，可充分利用九香虫为人体提供苏氨酸、苯丙氨酸和酪氨酸等，提高其营养价值。另外，九香虫含有儿童生长发育所必需的组氨酸和精氨酸的量达到11%，可作为儿童的氨基酸补充食品。因此，上述研究提示九香虫作为一种昆虫资源，可以深度开发利用并制成具有某种功能因子的保健食品。

表5-2   不同产地九香虫样品的氨基酸质量分数

序号	氨基酸名称	氨基酸质量分数（%）		
		凯里样品	从江样品	习水样品
1	精氨酸 Arg	8.56	3.68	4.04
2	丙氨酸 Ala	2.05	9.81	11.04
3	甘氨酸 Gly	4.53	5.35	5.03
4	丝氨酸 Ser	20.40	5.17	5.35
5	异亮氨酸 Ile	1.17	2.99	2.81
6	甲硫氨酸 Met	3.58	2.72	1.50
7	苯丙氨酸 Phe	4.08	5.59	2.45
8	天冬氨酸 Asp	5.62	7.90	8.62
9	酪氨酸 Tyr	8.51	16.39	5.95
10	赖氨酸 Lys	2.36	4.49	4.70
11	苏氨酸 Thr	15.52	3.26	2.93
12	缬氨酸 Val	0.70	6.40	2.75
13	脯氨酸 Pro	9.98	0.75	0.87
14	亮氨酸 Leu	2.23	12.56	4.55
15	组氨酸 His	3.52	2.90	3.02
16	谷氨酸 Glu	3.26	9.72	9.51
17	胱氨酸 Cys	3.93	—	—
18	色氨酸 Trp	0.30	0.30	0.57

三、维生素

维生素是人体正常生理功能所必需的一类有机化合物，九香虫体内含有人体所需的几种重要维生素：维生素A（vitamin A，VA）、维生素E（vitamin E，VE）、维生素B_1（vitamin B_1，VB_1）、维生素B_2（vitamin B_2，VB_2）和维生素C（vitamin C，VC）等（表5-3）。其中，维生素A含量较高，达到214.4mg/kg，其在促进人体生长、增进健康、保护表皮组织、预防与治疗眼干燥症及促进细胞的新生、血的生成、外伤的治疗等方面有着显著功效；维生素E含量在9.52～34.0mg/kg，是一种脂溶性维生素，其水解产物为生育酚，是最主要的抗氧化剂之一，生育酚能促进性激素分泌，增加精子活力和数量，升高雌性激素水平，还可用于提高生育能力等方面；维生素B_1含量变化范围极大，可能与其系水溶性维生素且在九香虫药材储存过程中有所丧失有关，维生素B_1又称硫胺素、抗神经炎维生素或抗脚气病维生素，缺乏可引起多种神经炎症，并伴有四肢麻木、肌肉萎缩、心力衰竭、下肢水肿等症状；维生素B_2仅在贵州凯里样本中检测到，可能是由于其在正常条件下可被光或碱性溶液所破坏，其为体内黄素酶类辅基的组成部分，缺乏可影响机体的生物氧化，使代谢发生障碍，表现为口、眼和外生殖器部位的炎症，如口角炎、唇炎、舌炎、眼结膜炎和阴囊炎等；而维生素C含量也很丰富，达780mg/kg，其是自由基的清除剂，对预防或治疗肿瘤及心血管疾病有显著功效。至于其他类型的维生素尚未见报道，但也不能排除九香虫中还含有其他维生素。

表5-3　不同产地九香虫样品的维生素含量（mg/kg）

样品来源	VA	VE	VB$_1$	VB$_2$	VC
贵州凯里	214.4	9.52	1.51	4.49	—
贵州从江	30.0	34.0	1890.0	—	780.0
贵州习水	26.0	25.0	1960.0	—	780.0

不同产地来源的九香虫样品所含各种维生素的量差异比较大，可能是由于采集时间不同、地点不同或者药材保存不当带来的差异，但笔者认为更主要的原因可能是方法学上的差异或人为操作的误差导致维生素含量的巨大差异。刘伦沛等检测贵州凯里的样品系采用930型荧光分光光度计测定维生素E、维生素B_1和维生素B_2的含量，并用高效液相色谱仪测定维生素A的含量；而李俐等检测贵州从江和习水的样品系采用荧光法测定维生素A、维生素E、维生素B_1的含量，并用碘量法测定维生素C的含量。由于九香虫中维生素含量的相关报道仅见上述两篇文献，且其选用样本量均较小，因此其报道的维生素含量差异较大暂无从验证，有待后续研究检测。

四、多糖

多糖（polysaccharide）由多个单糖分子缩合、失水而成，是一类分子结构复杂且庞大的糖类物质，单糖分子间通过糖苷键连接。其分子量从几万到几千万，可用通式（$C_6H_{10}O_5$）$_n$表示。多糖在自然界分布极广，有的是构成动植物细胞壁的组成成分，如肽聚糖和纤维素；有的作为动植物储存的养分，如糖原和淀粉；有的具有特殊的生物活性，像人体中的肝素有抗凝血作用，肺炎球菌细胞壁中的多糖有抗原作用。

多糖一般不溶于水、无甜味，不能形成结晶且无还原性和变旋现象。它可以水解，在水解过程中产生一系列的中间产物，最终可完全水解得到单糖。由一种单糖分子缩合而成的多糖，称为均一性多糖，如淀粉、糖原和纤维素；由不同单糖分子缩合而成的多糖，称为不均一多糖，如透明质酸、硫酸软骨素、几丁质等。多糖在调节免疫、抗病毒、抗癌、降血糖等方面具有重要作用，是一类具有重要开发潜力的保健食品和药品。

昆虫作为传统的"虫类"中药材，临床上常用整虫入药，但其有效成分并不清楚。目前，除极少数药材如斑蝥等具有定量的质量控制指标及方法，大部分昆虫药材没有明确的质量控制指标及方法。为了能有效地控制九香虫的药材质量，逯春玲等对来自全国各地的10个九香虫样本采用石油醚脱脂、硫酸-苯酚显色、葡萄糖对照及分光光度法，测定九香虫样品中总多糖含量，以期为其质量控制提供依据（表5-4）。

表5-4　不同产地九香虫样品的总多糖含量

样品编号	药材来源	总多糖含量（%）
1	江西樟树	3.28
2	四川成都	1.19
3	上海	0.224
4	山西太原	1.72
5	北京	1.79
6	吉林敦化	0.910
7	安徽亳州	2.81
8	河北安国	1.25
9	辽宁大连	0.814
10	内蒙古赤峰	0.846

由表5-4可知，九香虫样品中的多糖含量在0.224%～3.28%，以购自上海的样品含量最低（仅0.224%），而江西樟树的样品含量最高（为3.28%），可知不同来源的九香虫样品中多糖含量差异很大。一般情况下，九香虫样品中多糖含量应维持在比较恒定的数值，若出现含量变化很大，排除不同产地多糖含量不同等因素外，究其可能原因：①由于九香虫的保存不当，重量损失较大，因而造成多糖含量增加。②九香虫样品放置时间过长，表皮几丁质外壳破损严重，多糖含量降低。③九香虫炮制过程中引入其他油性物质，增加重量，使得多糖含量相对降低。另外，来自不同产地的九香虫样品多糖含量的平均值为1.483%，与虫类中药土鳖虫（1.949%）的多糖含量比较接近，但是与僵蚕（2.818%）的多糖含量存在一定的差距。

五、无机元素

无机元素对于机体是一把双刃剑，一方面有些无机盐是人体重要的组成成分，也是维持机体正常生理功能不可缺少的物质。钙、磷、镁是构成机体组织骨骼和牙齿的重要成分；钠、钾、氯是细胞内外液的重要成分，与蛋白质一起维持着细胞内、外液的渗透压；铁是构成血红蛋白的重要成分，参与氧的运输、交换和组织呼吸过程；某些微量元素是激活酶的必要成分或酶的组成成分，抑或参与蛋白合成过程等。因此，明确九香虫中无机盐的含量就显得尤为重要，可作为衡量其营养价值的重要参考指标。另一方面，由于无机盐中有很多元素是对机体有害的，如汞、砷、铅等，也需要检测九香虫中此类微量元素的含量，进一步根据《中华人民共和国药典》的限量要求以提高该药材临床使用的安全性。

有多位学者通过原子吸收分光光度法、离子体发射光谱法等方法检测了九香虫体内的部分无机元素含量，如铁（Fe）、铜（Cu）、锌（Zn）、铅（Pb）、汞（Hg）、砷（As）、磷（P）、钾（K）、钙（Ca）、镁（Mg）、锰（Mn）、钼（Mo）和镉（Cd）等，具体种类及含量详见表5-5。

表5-5 不同产地九香虫样品的无机元素含量（mg/kg）

样本来源	Fe	Cu	Zn	Pb	Hg	As	P	K	Ca	Mg	Mn	Mo	Cd
贵州凯里	202.5	19.12	68.37	4.0	0.019	2.1							
贵州从江	360	30	90	—			360	250	100	1260	20		
贵州习水	210	30	70	—	—	—	390	350	130	1330	10		
江苏扬州	193.1	21.46	74.99								19.06	1.337	
江西1#		24.10	6.30	0.42	0.84								0.85
江西2#		45.57	0.89	0.36	0.45								0.26
江西3#		43.05	4.49	1.83	0.85								0.39
深圳		19.96	3.01	0.82	0.42								0.10
上海		42.70	1.46	1.22	0.79								0.37
山西太原		38.41	8.92	1.14	0.43								0.70
北京		26.36	3.00	5.39	1.90								—
吉林敦化		41.89	6.98	1.31	6.19								0.21
安徽1#		31.95	—	1.13	0.55								0.05
安徽2#		31.28	2.84	0.44	1.14								0.14
河北安国		48.70	—	9.84	0.89								0.08
辽宁大连		3.40	2.55	0.85	0.17								0.03
内蒙古赤峰		5.83	0.42	5.54	1.01								—

注：空格为未检测，"—"为未检出。

另外，笔者在前人研究的基础上，利用电感耦合等离子体质谱仪（ICP-MS）对产于贵州遵义的6个九香虫样品进行了检测，主要针对中药材中常见的有害元素，如铬（Cr）、镍（Ni）、砷（As）、镉（Cd）、锑（Sb）、铅（Pb）等，以期对我国九香虫药材的质量控制标准制定提出合理建议，具体种类及其含量详见表5-6。

表5-6　贵州遵义九香虫样品的无机元素含量（μg/g）

样品编号	Cr	Mn	Fe	Ni	Cu	Zn	As	Cd	Sb	Pb
1	0.66	9.29	189.14	—	25.16	93.53	0.06	0.12	—	0.16
2	0.62	8.81	175.59	0.11	22.52	89.45	0.11	0.11	—	0.22
3	0.63	9.16	184.09	0.15	23.04	94.05	0.09	0.12	—	0.22
4	0.81	8.68	186.43	0.01	25.52	92.81	0.06	0.11	—	0.23
5	0.69	9.05	182.69	0.01	23.75	97.73	0.05	0.13	—	0.16
6	0.60	10.37	211.54	0.17	23.28	90.49	0.05	0.11	—	0.24
平均值	0.67	9.23	188.25	0.09	23.88	93.01	0.07	0.12		0.21

注："—"为未检出。

九香虫中所含有的多种无机元素中，一类是如Fe、Zn、P、K、Ca、Mg、Mn等对人体生命活动非常重要的元素，其对人体的代谢具有重要的调节作用，属于人体的有益元素。根据文献报道，不同来源的九香虫样本除P、K、Ca、Mg、Mn的含量比较接近外，Fe的含量在193～360mg/kg、Zn的含量在68～90mg/kg，相比之下两者较其他元素的含量变化在更大的范围内波动；另外，从含量上来看，Fe相对较多（平均为241.40mg/kg），Zn其次（平均为75.84mg/kg），这种元素含量的分布趋势也基本符合人体需要量的分配要求，因而食用九香虫不会由于某种元素过多而影响代谢。上述两种元素含量波动范围较大的原因：①可能是九香虫产地不同，即Fe和Zn是来自贵州和江苏的样本，因此地理种群间的差异可能引起含量差异；②可能是作为药品的九香虫成色参差不齐，且由于九香虫经过炮制可能会引入其他无机元素；③可能是不同检测方法，两种检测方法（原子吸收法和离子体发射光谱法）通过不同的换算公式，或多或少会带来检测结果的差异；④可能是不同单位间换算及保留小数位数不同，有的文献采用的单位是mg/kg，有的是mg/g，通过换算后小数位数有所不同；⑤可能是由于样本量太少，导致某些痕量元素没有检测到，而当样本量增加后就可以检测出来。

另一类是如Pb、Hg、As、Cd、Cu等人体耐受力极小、在体内不易排出且进入体内会引起中毒反应的元素，属于有害元素。上述有害元素可能会由于环境受到污染而进入九香虫体内，根据《中华人民共和国药典》（2010年版）对中药材中有害元素的限量要求有明确的规定：Hg的允许限量不超过0.2mg/kg；Pb的允许限量不超过5.0mg/kg；As的允许限量不超过2.0mg/kg；Cd的允许限量不超过0.3mg/kg；Cu的允许限量不超过20.0mg/kg。目前，文献中所测定的5种有害元素中以Cu的含量变化范围（3.40～48.70mg/kg）最大，其次依次为Hg

（0.019 ～ 9.84mg/kg）、Pb（0.42 ～ 8.92mg/kg）和As（0.17 ～ 6.19mg/kg），Cd 的含量变化范围（0.03 ～ 0.85mg/kg）最小；另外，对不同批次九香虫药材中上述5种元素分析比较发现，有害元素Hg含量几乎全部超标，Cu含量仅2个批次没有超标，其余元素有个别批次超出限量标准。根据上述标准，核查贵州遵义产九香虫的各项指标，除Cu的含量（平均值23.88mg/kg）略高于国家允许限量外，其他元素均远远低于国家标准，可见中药材的产地、炮制工艺等与其质量控制关系密切。迄今为止，虽未见因食用九香虫而发生有害金属中毒的报道，但上述数据统计提示该药材在临床使用中应重点检测Hg、Cu的含量，以确保临床使用的安全性。九香虫商品药材中的Hg和Cu含量超标，可能是不同地域的环境污染、炮制过程引入或存放不当等导致，尚需进一步深入研究。

综上所述，排除人为检测带来的差异，不同产地的九香虫各项营养指标存在一定的差异，这可能与产地的气候、环境及寄主植物有关。因此，建议在进行九香虫资源开发利用时，应通过多项营养指标的综合分析选择最合适的地理位置，充分发挥区域环境气候优势，合理利用这一宝贵的生物资源。

参 考 文 献

冯颖，陈晓鸣.1999.食用昆虫营养价值评述[J].林业科学研究，12（6）：662-668.

冯颖，陈晓鸣.2003.中国食用昆虫的利用及展望[J].林业科技管理，6（4）：19-21.

冯颖，陈晓鸣，王绍云，等.2000.半翅目常见食用昆虫与营养价值[J].林业科学研究，13（6）：608-612.

龚跃新.1988.抗癌虫类药的微量元素分析[J].中药通报，13（11）：37-38.

国家药典委员会.2010.中华人民共和国药典（一部）[M].北京：中国医药科技出版社：10，284.

李会芳，程生辉，喻佳.2015.两种不同提取工艺对九香虫中脂肪油和氨基酸成分的影响研究[J].中华中医药学刊，33（7）：1656-1658.

李会芳，许剑侠，杜俊明.2015.正交设计优化九香虫脂肪油超临界CO_2萃取工艺[J].山西中医学院学报，16（2）：30-32.

李会芳，杨景娇.2013.正交设计优化九香虫脂肪油的提取工艺[J].山西中医学院学报，14（1）：30-32.

李俐，李晓飞.2010.贵州九香虫营养成分分析[J].昆虫知识，47（4）：748-751.

梁清光，严冬慧，赵斌，等.2017.炒九香虫的炮制工艺优化及其质量标准的建立[J].中国实验方剂学杂志，23（17）：22-26.

林秀玉，王殿波.2013.九香虫商品药材中总磷脂含量比较研究[J].辽宁中医杂志，40（11）：2333-2335.

林秀玉，张振秋，王殿波.2012.九香虫商品药材有害元素分析[J].辽宁中医杂志，39（11）：

2253-2254.

刘伦沛. 2012.超声波辅助提取九香虫黄酮化合物的工艺研究[J].食品工业，33（5）：43-47.

刘伦沛，郁建平. 2008.九香虫的营养成分分析与评价[J].食品科学，29（2）：406-410.

逯春玲，乔歌，王殿波. 2017.三种昆虫类药材总多糖含量比较分析[J].辽宁中医杂志，44（3）：574-576.

宋政伟，尹卫平，刘普，等. 2011.常见蝽类昆虫的化学成分及药理活性研究进展[J].应用昆虫学报，48（3）：753-756.

涂爱国，刘宇文，殷红妹. 2012.气相色谱——质谱联用分析九香虫脂肪油的化学成分[J].江西中医药，43（11）：66-67.

王新雨，郑晓媚，谭晓梅. 2015. HPLC-ELSD法同时测定九香虫中的亚油酸、油酸及软脂酸[J].中成药，37（7）：1522-1525.

吴玉兰，陈建伟，徐春蕾. 2011.九香虫脂肪油质量研究[J].中药材，34（11）：1674-1677.

第六章
九香虫的小分子化合物

　　昆虫作为地球上数量最大、种类最多的生物类群，具有极强的适应和生存能力，其在长期的进化过程中形成了特有的防御体系。从这个角度来讲，昆虫作为药物研发资源具有巨大的潜力，事实也证明已有结构新颖、活性较强的化学物质陆续从昆虫中被分离出来。然而，相对于植物和微生物而言，昆虫的化学研究还非常薄弱，而且主要集中于肽和蛋白，非肽类小分子化合物的研究少之又少。因此，加强虫类中药的化学物质研发对于药物研发意义重大，而且也符合我国天然产物研究的大方向。

　　近年来，有学者不断从昆虫来源的小分子化合物中发现具有潜在药用价值的物质，这些小分子物质在维持昆虫生理活动或化学防御过程中具有较强的生物活性。昆虫来源的小分子化合物的一个重要生物活性就是抗菌，最早报道是在1996年，Leem等从经过诱导的家蝇体内分离出5-S-GAD，分子质量仅为573Da，后续该团队又在 *Acantholyda parki* S. 中分离出一种抗菌和抗真菌的化合物对羟基桂皮醛，其分子质量仅为148Da。同年，Chiou等自灰色肉蝇 *Neobellieria bullata* 分离纯化出两种小分子化合物β-丙氨酰酪氨酸和3-羟基犬尿酸，表现出抗菌活性。2004年，Trowell等对澳大利亚的白蚁 *Nasutitermes triodiae* 的抗菌物质进行了研究，得到一组具有抗菌活性的化合物，稳定性良好，利于化学合成等，具有很好的开发价值。同时，Trowell通过生物学与化学学科的交叉融合，建立了较完整的生物学指导下的昆虫次生代谢物的分离技术和方法。昆虫小分子活性化合物研究应用最成功的案例当属斑蝥素，一种倍半萜类衍生物，具有抗病毒、抗真菌、抗癌及影响机体免疫等功能。

　　目前，国内外昆虫小分子化合物的研究还比较少，尤其是国内，但从斑蝥素研究开发来看，昆虫小分子化合物可能具有一定的药用价值，甚至某些化合物具有一些特殊、罕见的药用价值，对一些目前医学手段无法治疗的疾病具有特效。因此，昆虫小分子化合物的研究能够为新药的研究与开发提供新的思路，寻找分子量小、非肽类的昆虫代谢化合物，其不仅性质稳定，而且可以通过化学合成，更容易实现规模化的生产与应用。基于此，晏永明等对九香虫的非肽类小分子化合物开展了一系列的分离、纯化及功能验证等工作，并获得了一些重要发现。

九香虫作为人们熟知且药用疗效突出的昆虫中药在过去研究比较贫乏，已有的研究也主要集中于肽、蛋白质等大分子和脂肪类成分方面，而非肽类小分子化合物的研究几乎是空白，还有丰富的结构新颖的活性小分子物质有待发现，所以总体说来九香虫的药效物质基础研究还有很大的空间。目前，已有学者从九香虫体内分离鉴定了50余种化合物，包括一些简单的核苷碱基、苯环衍生物、多巴胺和碱基的杂聚体、多巴胺二聚体、多巴胺三聚体和倍半萜类成分等，且这些成分多呈现消旋化现象。

一、小分子化合物提取与分离

九香虫体内的小分子化合物提取分离按照常规方法进行，具体方法如下：将九香虫（20kg）全虫粉碎，依次用石油醚、丙酮、甲醇-水（1∶1）常温提取，每种溶剂提取3次，每次25L，提取时间48h。之后合并甲醇-水提取液，浓缩得浸膏1.0kg。将浸膏再用水混悬后采用正丁醇萃取3次，收集正丁醇部分100g，再用MCI gel CHP 20P柱层析及甲醇-水（10∶90，20∶80，30∶70，40∶60，50∶50，60∶40，70∶30，80∶20，90∶10，100∶0）梯度洗脱，薄层色谱法（TLC）检测合并相同馏分，获得Fractions(Fr.)A～F共6个馏分段。因Fr.A段通过TLC及高效液相色谱-紫外法/二极管阵列法（HPLC-UV/DAD）检测主要为核苷、氨基酸和肽类，Fr.F段为甲醇洗脱部分，故上述两段没有进行后续分离工作。其他馏分段再经柱层析分离、甲醇洗脱、硅胶柱层析划段、氯仿-甲醇梯度洗脱、制备薄层、半制备HPLC纯化、交联葡聚糖（sephadex）LH-20柱层析等系列操作，获得不同产物，再进一步纯化即得各种小分子化合物。具体流程见图6-1。

二、小分子化合物结构鉴定

通过波谱分析和单晶X线衍射等手段，从九香虫中共分离获得了100多种天然非肽的小分子化合物，种类变化多样，涉及多巴胺单体、多巴胺二聚体、多巴胺杂聚体、倍半萜、苯环衍生物、核苷、嘌呤、嘧啶、吲哚酸和脂肪醇等，其中多巴胺类衍生物是九香虫中主要存在的一类化合物。从多巴胺多聚体的聚合方式来看，非常规苯并二氧六环的聚合形式不断出现，表明此类化合物的聚合形式存在多变的可能，值得进一步挖掘。目前，已确定的化合物有59个，其中23个为新成分。化合物结构类型主要涉及多巴胺衍生物、吡啶季铵碱类和核苷碱基衍生物等。

在九香虫中共发现23种新化合物，其中化合物1为首次发现的多巴胺三聚

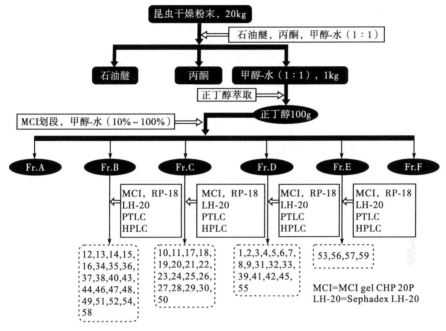

图6-1　九香虫的小分子物质分离纯化流程
PTLC，制备薄层色谱法

体，即多巴胺与嘌呤碱基、丙三醇形成的杂聚体，聚合方式新颖，与常规的多巴胺三聚体的不同之处是其形成了一个新的六元碳环，分子式为$C_{30}H_{31}N_3O_9$，命名为（±）-aspongamide A。另外，化合物7是一个聚合方式新颖的多巴胺二聚体，其中一个苯环发生氢化后形成双环桥环骨架，分子式为$C_{21}H_{26}N_2O_7$，命名为aspongamide B。化合物8～12为新的N-乙酰多巴胺单体衍生物，其中化合物8的分子式为$C_{20}H_{24}N_2O_8$，命名为aspongamide C；化合物9的分子式为$C_{17}H_{18}N_2O_5$，命名为aspongamide D；化合物10的分子式为$C_{11}H_{15}NO_5$，命名为反-8-甲氧基-3,4,7-三羟基-N-乙酰多巴胺；化合物11的分子式为$C_{11}H_{15}NO_5$，命名为顺-8-甲氧基-3,4,7-三羟基-N-乙酰多巴胺；化合物12的分子式为$C_{12}H_{17}NO_5$，命名为反-7,8-二甲氧基-3,4-二羟基-N-乙酰多巴胺。化合物19～22以吡啶磷酸盐形式存在，其中化合物19的分子式为$C_{17}H_{18}NO_6P$，命名为aspongerine A；化合物20的分子式为$C_{17}H_{28}NO_6P$，命名为aspongerine B；化合物21的分子式为$C_{17}H_{30}NO_6P$，命名为aspongerine C；化合物22的分子式为$C_{17}H_{30}NO_6P$，命名为aspongerine D。化合物23和24为吡啶与磺酸的季铵内盐，其中化合物23的分子式为$C_{14}H_{23}NO_3S$，命名为aspongerine E；化合物24的分子式为$C_{14}H_{23}NO_3S$，命名为aspongerine F。化合物25～30是氨基酸与杂环形成的N-烷基化物，其中化合物25的分子式为$C_{15}H_{21}NO_2$，命名为aspongerine G；化合物26的分子式为$C_{15}H_{21}NO_2$，命名为aspongerine H；化合物27的分子式为$C_{21}H_{25}NO_3$，命名为aspongerine I；化合物28的分子式为$C_{21}H_{25}NO_3$，命名为aspongerine J；化合物29的分子式为$C_{14}H_{20}NO_2$，命名为aspongerine K；化合物30的分子式为$C_{17}H_{25}NO_4S$，命名为aspongerine L。化合物31～33是核苷或碱基的衍生物，其中化合物31的分子式为$C_{16}H_{23}N_5O_6$，命名为asponguanosine A；化合物32的分子式为$C_{16}H_{23}N_5O_6$，命名为asponguanosine B；化合物33的分子式为$C_{11}H_{14}N_4O_3$，命名为asponguanine A。化合物39是一个新的具有芳香环的倍半萜，其分子式为$C_{21}H_{29}O_9$，命名为aspongnoid D。

除上述23个新化合物以外，其他36个已知化合物的鉴定结果如下。

（2）trans-2-（3',4'-dihydroxyphenyl）-3-acetylamino-7-hydroxyethyl-1, 4-benzodioxane

（3）trans-2-（3',4'-dihydroxyphenyl）-3-acetylamino-6-hydroxyethyl-1, 4-benzodioxane

（4）trans-2-（3',4'-dihydroxyphenyl）-3-acetylamino-7-（N-acetyl-2"-aminoethyl-ene）-1, 4-benzodioxane

（5）trans-2-（3',4'-dihydroxyphenyl）-3-acetylamino-6-（N-acetyl-2"-aminoethyl-ene）-1, 4-benzodioxane

（6）cis-2-（3',4'-dihydroxyphenyl）-3-acetylamino-6-（N-acetyl-2"-aminoethyl-ene）-1, 4-benzodioxane

（13）N-［2-（3',4'-dihydroxyphenyl）-2-hydroxyethyl］acetamide

（14）N-［2-（3',4'-dihydroxyphenyl）-2-methoxyethyl］-acetamide

（15）N-acetyldopamine

（16）N-［2-（3,4-dihydroxyphenyl）-2-hydroxyethyl］acetamide

（17）N-acetyldopamine-4-O-β-D-glucoside

（18）N-acetyldopamine-3-O-β-D-glucoside

（34）cordysinin B

（35）adenosine

（36）2'-deoxyadenosine

（37）thymidine

（38）2'-methoxyuracil nucleoside

（40）methyl-hydroxy-2-oxo-4,5,5-trimethoxycyclopent-3-cnc-1-carboxylate

（41）transtorine

（42）4-quinolone

（43）6-hydroxymethyl-3-pyridinol

（44）3-hydroxypyridine

（45）indole-3-carboxylic acid

（46）phenylalanine

（47）*N*-（2-hydroxyethyl）succinimide

（48）*cis*-cyclo（L-Ala-L-Val）

（49）*N*-*N'*-（oxydi-2,1-ethanediyl）bis-*N*-methyl-acetamide

（50）choline

（51）2-pyrrolidinone

（52）valerolactam

（53）4-（3,4-dihydroxy-phenyl）-but-3-en-2-one

（54）2-hydroxy-5-（2-hydroxyethyl）phenyl-β-D-glucopyranoside

（55）4-hydroxyisobenzofuran-l（3*H*）-one

（56）4-hydroxy-3-methoxybenzoic acid

（57）3,6,9,12,15,18,21,24,27-nonaoxanonacosan-1,29-diol

（58）2-hydroxy-3-methylbutanoic acid

（59）hex-2-enoin acid

　　因此，通过学者们对九香虫的一系列研究，目前来看多巴胺类衍生物是九香虫中存在的一类主要的化合物，而多巴胺多聚体的聚合方式多为非常规苯并二氧六环的聚合形式，且聚合形式多变，值得进一步挖掘。随着社会的发展进步，生活节奏加速、人们心理压力增加及生存环境的污染，越来越多的疾病威胁着人类健康，要求人们开发更好的新型药物。九香虫中丰富多样的小分子天然产物的发现，可以使更多的人认识和了解九香虫，也说明昆虫中除了肽、蛋白质等大分子和脂肪类成分外，还有丰富的结构新颖的活性小分子物质。这些研究成果不仅加深了人们对九香虫药效物质基础的认识，也更加有利于中药九香虫的产业化开发。

参 考 文 献

晏永明. 2015.九香虫、日本琵琶甲虫和灵芝的化学成分与生物活性研究 [D].昆明：中国科学院昆明植物所.

宋政伟. 2011. 长白山红蚁以及九香虫抗菌活性化合物的研究 [D].洛阳：河南科技大学.

Eller FJ，Bartelt RJ.1996.Grandisoic acid，a male-produced aggregation pheromone from the plum curculio，*Conotrachelus nenuphar*[J]. J Nat Prod，59（4）：451-453.

Gonzalez A，Schroeder F，Meinwald J，et al.1999.N-methylquinolinium 2-carboxylate，a defensive betaine from *Photuris versicolor* fireflies[J]. J Nat Prod，62（2）：378-380.

Luo XH，Wang XZ，Jiang HL，et al.2012.The biosynthetic products of Chinese insect medicine，*Aspongopus chinensis*[J]. Fitoterapia，83（4）：754-758.

Lu XW，Wu YK.2013.On the structure of aspongopusin recently isolated from *Aspongopus chinensis*[J]. Fitoterapia，84：318-320.

Moore CJ，Huebener A，Tu YQ，et al.1994. A new spiroketal type from the insect kingdom[J]. J Org Chem，59（59）：6136-6138.

Morris BD，Smgth RR，Foster SP，et al. 2005.Vittatalactone，a beta-lactone from the striped cucumber beetle，*Acalymma vittatum*[J]. J Nat Prod，68（1）：26-30.

Plasmann V，Braekman JC，Daloze D，et al. 2000.Triterpene saponins in the defensive secretion of a chrysomelid beetle，*Platyphora ligata*[J]. J Nat Prod，63（5）：646-649.

Shi YN，Tu ZC，Wang XL，et al. 2014.Bioactive compounds from the insect *Aspongopus chinensis*[J]. Bioorg Med Chem Lett，24（22）：5164-5169.

Yan YM，Ai J，Shi YN，et al. 2014.（±）-Aspongamide A，an N-acetyldopamine trimer isolated from the insect *Aspongopus chinensis*，is an inhibitor of p-Smad3[J]. Organic Letters，16（2）：532-535.

第七章
九香虫的防御性物质

中国传统饮食文化博大精深，很早就有了药食同源、寓医于食的思想，这种思想在食用昆虫的利用上也得到体现。但是，食用昆虫食品安全性研究的开展还远远不够，冯颖等认为应充分考虑昆虫食品在毒理学和卫生学等方面的安全性问题。

自然界中几乎所有的异翅亚目昆虫都有臭腺，其分泌物主要用于防御及报警、传递交配信息等功能，这种物质称为防御性物质。九香虫作为半翅目、异翅亚目、蝽科中的一种，其体内含有大量的防御性物质，必然会影响其作为食品和药品的口感及功用，因此，明确九香虫体内防御性物质的成分及化学组成具有重要意义，通过对其进行含量测定及功能研究，可为九香虫的产业化开发利用提供科学依据。

一、防御性物质成分

笔者对产自贵州遵义正安的九香虫样本进行检测，通过气相色谱-质谱联用技术（GC-MS）对其挥发性成分进行分离鉴定，并采用面积归一法确定各成分的相对百分含量。研究共鉴定出12种成分，其中含量相对较高的有十三烷、反-2-己烯醛、3,4-二甲基-2-己烯，共占总量的97.68%。十三烷为九香虫防御性物质的主要挥发性成分，占挥发性成分总量的65.956%。具体成分见表7-1。

研究发现，12种化合物中含量最多的是十三烷（化学通式$C_{13}H_{28}$），占65.956%，其次是反-2-己烯醛（化学通式$C_6H_{10}O$），占23.526%，然后是3,4-二甲基-2-己烯（化学通式C_8H_{16}），占8.198%，三者共占全部成分的97.68%，而另外9种成分仅占2.219%；从挥发性成分的化学组成来看，以烷、醛和烯类物质居多，烷类化合物有4种、醛类有4种、烯类有3种、酮类有1种。

蝽类昆虫臭腺分泌的气味物质主要是中等长度碳链且没有支链的脂肪族物质，即酸、醛、酮、醇和酯等。碳链大都是偶数，并且最常见的是六碳化合物，其次为八碳化合物和四碳化合物。奇数碳化合物中只有13个碳的正十三碳烷是臭腺分泌物重要的组分。已报道的蝽科昆虫体外防御分泌的常见化合物包括己

表7-1   九香虫防御性物质挥发性成分的GC-MS分析结果

序号	化合物名称	分子式	分子量	相对质量分数（%）
1	正己醛 hexanal	$C_6H_{12}O$	100	0.102
2	反-2-己烯醛 （E）-2-hexenal	$C_6H_{10}O$	98	23.526
3	3-庚烯-2-酮 3-hepten-2-one	$C_7H_{12}O$	112	0.019
4	3,4-二甲基-2-己烯 3,4-dimethyl-2-hexene	C_8H_{16}	112	8.198
5	反-2-辛烯醛 （E）-2-octenal	$C_8H_{14}O$	126	0.226
6	十一烷 undecane	$C_{11}H_{24}$	156	0.088
7	十二烷 dodecane	$C_{12}H_{26}$	170	1.318
8	1-十三碳烯 1-tridecene	$C_{13}H_{26}$	182	0.236
9	十三烷 tridecane	$C_{13}H_{28}$	184	65.956
10	1-十五碳烯 1-pentadecene	$C_{15}H_{30}$	210	0.028
11	十五烷 pentadecane	$C_{15}H_{32}$	212	0.152
12	十四醛 tetradecanal	$C_{14}H_{28}O$	212	0.050

醛、6-氧代-反-2-己烯醛、反-辛烯醛、2-庚烯醛、2-辛烯醛、2-癸烯醛、乙酸反-2-癸烯、十二烷、十一烷、十三烷等，同时在稻绿蝽 *Nezara viridula*（Linnaeus）的后胸臭腺分泌物中还发现了反-2-癸烯的顺式同分异构体。与前人研究的结论一致，即九香虫排泄的防御性物质主要为醛类和酮类物质，此外还获得了防御性物质组成成分更全面的信息。除了醛类和酮类物质外，还检测出烷类和烯类物质，其中，十三烷是九香虫防御性物质中的主要成分，一方面其作为有机溶剂，熔点低、沸点高，可作为载体溶解其他有机物质，有利于其他物质的缓慢释放；另一方面，十三烷对皮肤黏膜有刺激作用，若吸入体内会对机体造成不良反应。反-2-己烯醛也是九香虫防御性物质的主要成分之一，为淡黄色液体，是使该防御性物质呈现颜色的主要组分，具有强烈的刺激性、蔬菜样气味，是防御性物质臭味的主要来源。

当然，笔者研究九香虫防御性物质的收集方法尚有待改进，应尽量避免其挥发而导致无法检出某些成分，并探索促使其全部排出的最佳方法。

二、防御性物质药理活性

人们通常认为九香虫会释放臭气而不适合作为食品食用，但通过查阅文献及调查得知贵州地区、四川地区的人们在食用九香虫前对其进行预处理，去除其体内的臭气后加工食用。九香虫体内的臭气即防御性物质，除了会影响人们食用的口感外，对正常机体功能代谢有何影响呢？笔者对九香虫防御性物质水溶液的挥发性成分及其药理活性进行了研究。

1.防御性物质水溶液的挥发性成分　采用温水浸泡法获得九香虫防御性物质的水溶液，GC-MS测得其挥发性成分组成及相对百分比。九香虫防御性物水溶液中挥发性成分包含19种化合物，主要是烯醛和烷烃类化合物，其中相对百分含量最高的为反-2-己烯醛（88.54%），其次为2-甲基-4-戊烯醛（5.16%）、十三烷（3.43%）等（表7-2）。

表7-2　九香虫防御性物质水溶液挥发性成分GC-MS分析结果

序号	化合物名称	分子式	分子量	相对质量分数（%）
1	2-甲基-4-戊烯醛	$C_6H_{10}O$	98	5.16
2	反-2-己烯醛	$C_6H_{10}O$	98	88.54
3	反-反-2,4-己二烯醛	C_6H_8O	96	0.34
4	3-庚烯-2-酮	$C_7H_{12}O$	112	0.22
5	反-2-辛烯醛	$C_8H_{14}O$	126	1.11
6	3,6-二甲基癸烷	$C_{12}H_{26}$	170	0.05
7	四甲基苯	$C_{10}H_{14}$	134	0.06
8	均四甲苯	$C_{10}H_{14}$	134	0.02
9	甲基环己基二甲氧基硅烷	$C_9H_{20}O_2Si$	188	0.02
10	十二烷	$C_{12}H_{26}$	170	0.10
11	2,6-二甲基十一烷	$C_{13}H_{28}$	184	0.01
12	3,4-二甲基-苯甲醛	$C_9H_{10}O$	134	0.03
13	4,6-二甲基十二烷	$C_{14}H_{30}$	198	0.01
14	2,4-二甲基十二烷	$C_{14}H_{30}$	198	0.04
15	十三烷	$C_{13}H_{28}$	184	3.43
16	2,4-二叔丁基苯酚	$C_{14}H_{22}O$	206	0.02
17	棕榈酸甲酯	$C_{17}H_{34}O_2$	270	0.01
18	甲基亚油酸	$C_{19}H_{34}O_2$	294	0.05
19	甲基反油酸	$C_{19}H_{36}O_2$	296	0.03

研究发现，九香虫防御性物质水溶液中挥发性成分检出化合物比单纯的防御性物质检出成分种类有所增加，可能是使用水来提取防御性物质的方式不容易破坏化合物而便于保存更多的成分，当然也有可能是防御性物质的某些成分遇水后变为其他物质。防御性物质水溶液中最早分离出来的3种物质及相对百分比最高的3种物质与单纯的防御性物质检测得到的种类虽略有不同，但基本一致。

2. 对人正常肝细胞LO2的作用　将九香虫防御性物质水溶液加入体外培养的人肝LO2细胞培养基中，利用MTT法和流式细胞术检测该水溶液对人正常肝细胞LO2的影响。

细胞增殖抑制实验的结果证实该防御性物质水溶液对LO2细胞具有增殖抑制作用，并呈剂量依赖性（表7-3）。细胞周期实验的结果证实该防御性物质水溶液作用于LO2细胞后，其细胞周期中各时相细胞相对百分比发生显著变化，即G_0/G_1期细胞相对百分比增加，G_2/M期细胞的相对百分比降低（表7-4）。也就是说，九香虫防御性物质当达到一定量的时候会对人体正常细胞产生影响，使细胞周期各时相分布细胞比例发生变化及细胞周期阻滞，减少细胞进入DNA复制时期，影响细胞的增殖抑制，最终导致细胞死亡。

表7-3　九香虫防御性物质水溶液对LO2细胞增殖的抑制作用（$\bar{x} \pm s$，$n=6$）

剂量（μl）	抑制率（%）
0	0
2	26.13±17.72*
3	42.25±14.48*
4	55.25±8.88*
5	74.68±4.39*
6	79.91±6.10*
7	82.10±6.43*
8	84.72±3.82*

*$P < 0.05$。

表7-4　九香虫防御性物质水溶液对LO2细胞周期的影响

细胞周期	剂量（μl）		
	0	4	8
G_0/G_1（%）	56.89±7.78	49.00±27.42	62.84±3.93*
S（%）	29.13±3.59	26.61±4.13	29.90±72.15
G_2/M（%）	29.05±6.12	17.72±13.72	7.26±4.41*

*$P < 0.05$。

因此，九香虫防御性物质水溶液能够抑制人肝LO2细胞的体外增殖，这可能与其细胞周期阻滞有关，即G_2/M期细胞相对百分比明显降低、G_0/G_1期细胞相对百分比明显升高。九香虫作为中药昆虫和保健食品的历史悠久，但是其防御性物质除了具有强烈的刺激性气味，会给人体带来不适外，还会对正常细胞产生药理作用，因此在食用九香虫前应尽可能将其体内"臭气"排净为佳，以避免该物质对正常机体产生不良影响。

三、九香虫的处理方法

近年来，随着人们保健意识的增强，保健食品九香虫的应用也越来越广泛，但九香虫中防御性物质成为其走上餐桌的主要障碍，所以研究九香虫体内防御性物质排出的方法，对于促进这一保健食品更快、更好的发展具有重要意义。

前文已述，九香虫的臭腺可自主合成防御性物质并储存在体内，遇到天敌等攻击时会排出该防御性物质以保护自身。九香虫防御性物质的存在不仅影响其作为保健食品的口感及人们的食欲，而且在体外实验中其对人体正常细胞尚有一定程度的危害，所以人们在食用九香虫前通过特殊的方法将九香虫体内防御性物质排出是首选方案。传统的九香虫体内防御性物质的排出方法是将其放入煮沸的水中烫死、密闭容器中酒焖或温水中浸泡等，但上述方法存在以下缺点和不足：①煮沸的水可导致九香虫活体迅速死亡，造成防御性物质未排或排出不完全。②加入白酒会引入除水以外的化学添加成分，而且增加成本、浪费原料。③温水浸泡九香虫方法的处理时间、处理温度未加限定，导致其防御性物质排出率一般较低。因此，笔者根据多年的实践经验，摸索出一套提高九香虫体内防御性物质排出的方法，步骤如下：①将九香虫放于常温的水中，清洗昆虫表面携带的泥沙等杂质。②将清洗后的九香虫放入水中，从20℃逐渐加温至50℃后取出。③最后使用常温的水将九香虫表面的防御性物质清洗干净，-20℃保存备用。实践证明，上述九香虫体内防御性物质排出的方法工艺简单、节约成本、提高效率，同时不添加任何化学成分，减少了其对食用人员的危害。另外，防御性物质排出彻底，作为食品九香虫的口感也会更好。

综上所述，九香虫作为一种药食兼用的昆虫具有巨大的市场开发潜力，关于九香虫防御性物质的成分及功能研究对于其后期开发利用具有重要意义。

参 考 文 献

国家中医药管理局中华本草编委会.1999.中华本草（第9册）[M].上海：上海科学技术出版社：173-174.

韩永林，彩万志，徐希莲.2004.蝽类昆虫的臭腺[J].昆虫知识，41（6）：607-610.

侯晓晖，李晓飞，孙廷.2012.九香虫"臭气"挥发性成分的GC-MS分析[J].广东农业科学，（18）：133-134.

侯晓晖，孙廷，李晓飞.2012.九香虫三氯甲烷浸提物对两种癌细胞增殖和周期的影响[J].中成药，34（12）：2058-2061.

侯晓晖，孙廷，李晓飞.2013.九香虫粗提物对SGC-7901和HepG2细胞增殖及细胞周期的影响[J].时珍国医国药，24（1）：108-109.

李俐，李晓飞.2010.贵州九香虫营养成分分析[J].昆虫知识，47（4）：748-751.

廖铅生，周德中，梁艳萍，等.1999.虫药九香虫的研究概况[J].江西植保，22（2）：28-29.

刘伦沛，郁建平.2008.九香虫的营养成分分析与评价[J].食品科学，29（2）：406-410.

刘庆芳.2002.九香虫现代临床研究与应用[J].河南大学学报（医学科学版），4（20）：66-67.

孟庆荣.1996.九香虫的药用功效[J].医药与保健，（4）：40.

南京中医药大学.2006.中药大辞典[M].上海：上海科学技术出版社：45-46.

王锦鸿，陈仁寿.2003.临床实用中药辞海[M].北京：金盾出版社：20-21.

萧采瑜.1977.中国蝽类昆虫鉴定手册（第2册）[M].北京：科学出版社：70.

杨抚华.2011.医学细胞生物学[M].北京：科学出版社：166-167.

姚银花.2006.九香虫的生物学特性及其应用价值[J].黔东南民族师范高等专科学校学报，24（6）：48-49.

张颖，陈建伟，高源.2009.九香虫资源鉴定、化学、药理与药食应用研究[J].亚太传统医药，5（9）：46-47.

钟永楚.1994.九香虫的研究概况[J].时珍国药研究，2（5）：42-43.

Brian WS.1979.The scent glands of Heteroptera[J].Rec Adv Insect Physiol，14：351-418.

Calama DH，Youdeowei A，1968. Identification and functions of secretion from the posterior scent gland of fifth instar larva of the bug *Dysdercus intermedius*[J]. J Insect Phy，14（8）：1147-1158.

Gilby AR，Waterhouse DF.1967. Seretions from the lateral glands of the green vegetable bug，*Nezara viridula*[J]. Nature，216：90-91.

第八章
九香虫的代谢产物

　　九香虫作为中药使用时多为全虫入药，极少将其代谢产物单独提取出来应用。近年来，随着九香虫研究的不断深入，有学者对其代谢产物进行分离、鉴定及功能研究，主要集中在抗菌肽方面，也有学者对分离自九香虫的内生真菌次生代谢物质进一步研究。

一、九香虫的抗菌肽

　　近年来，抗菌肽作为昆虫体内代谢的化合物研究颇多，其具有分子质量小、稳定、水溶性好、广谱抗菌等特点，是极具开发前景的高效低毒的肽类新药。抗菌肽（antimicrobial peptide，AMP）是指存在于生物体内具有抵御外界微生物侵害，清除体内突变细胞的一类小分子活性多肽。AMP是从细菌到昆虫再到高等哺乳动物体内普遍存在的一类防御性多肽，是生物先天免疫防卫系统的一个重要组成部分。抗菌肽分子质量相对较小，一般小于10×10^3Da，其理化性质稳定、水溶性好、热稳定、广谱抗菌、抗病毒、抗肿瘤、抗原虫，并具有活性浓度低、无致畸变作用、无蓄积毒性、不易引起病原耐药性等优点，是极具希望开发成为新型抗生素的候选药物。世界各地的科学家从动物、植物、微生物中分离并鉴定了大量的抗菌肽，截至2014年年底，美国内布拉斯加大学医学中心的抗菌肽数据库（APD）收录了2517种抗菌肽，平均长度约32个氨基酸残基，平均净电荷是3.2。自然界中的抗菌肽很大一部分来自于昆虫，这与其恶劣的生存环境息息相关。昆虫抗菌肽在昆虫体液防御系统中有着重要作用，是昆虫在受到微生物侵害或意外伤害时，由脂肪体或血细胞合成，然后分泌进入血淋巴中的一类活性肽。大多数昆虫抗菌肽少于100个氨基酸残基，带正电荷，具有疏水性。瑞典斯德哥尔摩大学Boman等首先观察到天蚕蛾*Samia cynthia*的蛹血淋巴具有抗菌活性，第1个昆虫抗菌肽天蚕素（cecropin）在1980年从惜古比天蚕蛾*Hyalophora cecropia*的蛹中纯化和测序。从此以后，抗菌肽成为人们研究的热点。据初步统计，目前已发现了200多种昆虫抗菌肽，不同昆虫中存在的抗菌物质有所不同。半翅目是昆虫纲中一个比较大的类群，其中作为药用的椿象主要属于蝽科和兜蝽科。有学者已从刺肩蝽*Podisus maculiventris*、红尾碧蝽*Palomena prasina*及小皱蝽*Cyclopelta parva*等虫中分离出抗菌肽，具有较好的抗菌活性，是优良的新型抗菌药物模板。目前，人类一直在寻找新型、高效、低毒、广谱的抗菌肽，而昆虫抗菌肽具有巨大的开发潜力，已成为人们应对日趋严重的耐药性细菌的新型生物制剂的重要生物资源。

《中华本草》记载九香虫对金黄色葡萄球菌、伤寒沙门菌、甲型副伤寒沙门菌及福氏志贺菌有较强的抑制作用。吴玛莉等从九香虫中分离得到一种活性蛋白系低分子的肽，是九香虫体液中原有而非诱导产生的，分子质量小于14.4Da，对革兰氏阳性菌金黄色葡萄球菌和革兰氏阴性菌大肠杆菌均有抗菌活性，与血淋巴原血的抗菌性一致，可能为九香虫的体液免疫因子或产生药用效果的成分。赵柏松等研究也证明九香虫的血淋巴具有广谱抗菌作用。杨泽宏等对九香虫的近似种小皱蝽的抗菌肽进行分离提取，首先用生理盐水浸提小皱蝽成虫，浸提液冻干后，用酸提取法制备粗提液，再用固相萃取初级分离，其活性组分经反相高效液相色谱（RP-HPLC）纯化，最后经凝胶渗透色谱及反相高效液相色谱（GPC-HPLC）纯化分离得到1种抗菌肽，命名为AMP-1。后来又利用免疫诱导的方法，经过浸提、浸提液三氟乙酸（TFA）酸化、超速离心、超滤、固相萃取、RP-HPLC、GPC-HPLC及反相色谱柱等一系列步骤，纯化得到抗菌肽，即AMP-2。昆虫抗菌肽的获得主要通过天然提取、化学合成和基因工程这三种途径，从昆虫中提取的天然抗菌肽是化学合成或基因工程抗菌肽的基础。因此，天然昆虫抗菌肽的分离纯化仍然是发现新抗菌肽的一个重要手段。

在前人研究的基础上，李尚伟等用大肠杆菌*Escherichia coli*和金黄色葡萄球菌*Staphylococcus aureus*混合物作诱导源刺激九香虫产生抗菌肽，再对血淋巴进行提取、凝胶过滤层析、固相萃取及反相色谱纯化，得到一种分子质量为1997.37Da的抗菌肽，并对分离得到的抗菌肽进行人工合成，命名为CcAMP1，为深入挖掘九香虫的药用功能及昆虫抗菌肽的抗菌机制研究奠定了基础。

1.细菌诱导处理　根据前人的研究发现，直接使用九香虫的血淋巴原液不如分离纯化和细菌诱导过的血淋巴蛋白抑菌效果好，且血淋巴原液蛋白效价较低。因此，李尚伟等利用细菌诱导产生抗菌肽，具体步骤如下：将大肠杆菌和金黄色葡萄球菌在LB液体培养基中过夜培养，各取等体积的菌液混合，5000r/min离心5min收集菌体，用灭菌生理盐水重悬沉淀，浓度调至1×10^8CFU/ml，作为诱导源。用接种针蘸取混合菌液，轻刺入九香虫成虫腹部，继续饲养24h后提取其血淋巴。

2.血淋巴提取　根据提取九香虫血淋巴量的不同，可以选用不同的方法，如注射器抽取、冷冻离心、直接分离流出等。

（1）注射器抽取：用玻璃注射器或一次性注射器刺入九香虫腹部体腔，直接抽取九香虫血淋巴。这种方法的弊端是抽取量较少，大部分体液不能吸出，从而造成浪费。

（2）冷冻离心：经免疫诱导24h后继续存活的九香虫个体，将其头、足和翅部分去除，再剖开虫体，将每两部分撕成小块。自制一个血淋巴收集器，由5ml内管和10ml外管组成，内管下方留孔且内垫纱布，外管中含有0.1mg/ml苯基硫脲、10μmol/L苯甲基磺酰氟（PMSF）和10μg/ml抑肽酶，用来收集血淋巴。具体操作如下：将撕开的九香虫放入内管中，在冷冻离心机中10 000r/min离心20min，外管中收集到的淡黄色液体即为九香虫血淋巴。

3.抗菌肽的分离纯化　吴玛莉等对九香虫抗菌肽分离纯化仅使用凝胶过滤层析的方法，该方法分离的抗菌肽纯度受到一定的限制，李尚伟等在前人的基础上利用多种方法分离纯化九香虫抗菌肽，获得纯度较高的抗菌肽，并进行生物合成。

（1）凝胶过滤层析：将九香虫血淋巴用Sephadex G-75凝胶柱层析，磷酸盐缓冲液（PBS，pH 7.0）洗脱，流速1.0ml/min。每次上样量为100μl，280nm波长检测，按峰收集，真空冷冻干燥，用无菌超纯水溶解，进行抗菌活性检测。

（2）固相萃取：将氨基柱Luna NH$_2$ 100 A（250×4.6mm）用乙腈（ACN）活化，再用0.05% TFA溶液平衡。将凝胶过滤层析得到的活性组分上柱，每次上60μl样品，用80%ACN（含0.05%TFA）溶液洗脱，流速为0.5ml/min，280nm波长检测，收集各组分，真空冷冻干燥，无菌超纯水溶解，进行抗菌活性检测。

（3）反相高效液相色谱（RP-HPLC）：第一次用0.05%TFA将Lichrospher C$_{18}$柱平衡后，取100μl固相萃取的活性组分上柱，用80%ACN（含0.05%TFA）溶液洗脱，流速为0.5ml/min，波长225nm紫外检测，收集各色谱峰，真空冷冻干燥，无菌超纯水溶解，抗菌活性测定。第二次取50μl样品上柱，用65%ACN（含0.05%TFA）溶液洗脱，流速0.5ml/min，波长225nm紫外检测，收集各组分，冻干浓缩，超纯水溶解，测定抗菌活性。

九香虫血淋巴经Sephadex G-75凝胶过滤层析，出现3个峰，抗菌活性检测表明第2个峰为活性组分（图8-1A）。该组分进一步用氨基柱固相萃取，得到4个色谱峰，活性检测表明第3个峰为活性组分（图8-1B）。该组分通过RP-HPLC纯化，出现6个峰，经测定第2个峰具有抗菌活性（图8-1C）。改变条件对活性峰再进行一次RP-HPLC纯化，又出现6个峰，活性测定表明第3个峰是活性峰（图8-1D），该组分即为九香虫抗菌肽的色谱纯品。

4.质谱测定　将反相色谱纯化的九香虫抗菌肽活性组分酶解、肽提取，1μl样品与1μl基质α-氰基-4-羟基肉桂酸混合，取1μl点靶，在质谱仪AB SCIEX TOF/TOF5800 System上进行二级质谱分析。用Mascot 2.2软件检索鉴定出肽段序列，然后将这些序列与蛋白质数据库NCBI Nr、SwissProt及抗菌肽数据库APD进行比对。

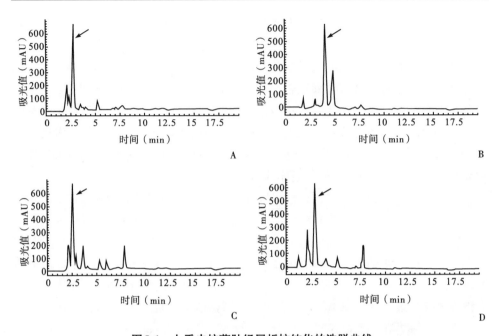

图8-1   九香虫抗菌肽经层析柱纯化的洗脱曲线
A.凝胶过滤层析；B.氨基柱固相萃取；C.第1次反相高效液相色谱；D.第2次反相高效液相色谱。箭头示活性峰

将纯化的九香虫抗菌肽进行MALDI-TOF/TOF质谱检测，质谱数据经生物软件检索鉴定出肽段序列，这些序列在抗菌肽数据库（APD）中经比对与预测后，筛选出10条可能具有抗菌活性的肽段序列（表8-1）。如表8-1所示，第5条肽属于富含脯氨酸的抗菌肽，第6条肽是一条完整的抗菌肽，它与虹鳟*Oncorhynchus mykiss*抗菌肽oncorhyncin Ⅰ有36.8%的氨基酸序列一致性，与大黄蜂*Megabombus pennsylvanicus*抗菌肽bombolitin有33.3%的氨基酸序列一致性，把它命名为九香虫抗菌肽CcAMP1。该肽由17个氨基酸组成，分子质量为1997.37U，疏水氨基酸占58%，甘氨酸占11%，带1个正电荷，表面有5个疏水氨基酸。

表8-1   质谱测定九香虫抗菌肽片段的氨基酸序列

序号	肽段序列	净电荷	表面疏水氨基酸	比对到抗菌肽数据库的编号
1	ALLAAFNFPFR	+1	4	AP00862，AP00073，AP01481
2	GAAQNIIPAATGAAK	+1	3	AP00829，AP01331，AP00511
3	KDLITSLQNVIPK	+1	3	AP01681，AP01680，AP00408
4	LNNMQWVLVNVK	+1	5	AP00434，AP01728，AP01465
5	LPLSAAKIVQPK	+2	—	AP00136，AP01899，AP01577
6	MWITNGGVANWYFVLAR	+1	5	AP01326，AP01959，AP00067
7	QGISAVVLSR	+1	3	AP01900，AP01480，AP00876
8	QWTALLKK	+2	3	AP01923，AP01455，AP00201
9	SIILQLK	+1	3	AP01714，AP00876，AP00875
10	VQQLGILRYAR	+2	3	AP01900，AP00136，AP00101

　　昆虫血淋巴对入侵的病原生物或其他异物具有免疫作用，其免疫系统包括细胞免疫和体液免疫，细胞免疫反应主要包括血细胞对异物的吞噬作用和包裹作用等，体液免疫主要包括体液中原有的物质（如溶菌酶、酚氧化酶等）和诱导产生的物质（如低分子量蛋白质、肽类）对病原等外源物产生的复杂多样的免疫作用。昆虫的体液免疫依赖血淋巴中的抗菌肽或蛋白，在非诱导状态下昆虫虽有基础水平的抗菌肽，但含量较少，若要获取大量的抗菌肽，可通过外界刺激或感染来诱导产生，这样抗菌肽在昆虫体内就会呈现高水平表达。因此，在提取抗菌肽时一般要先进行诱导，常用的方法是用微生物感染。由于昆虫的抗菌肽具有特异性，不同的诱导源刺激后，昆虫机体会产生不同的抗菌肽，同时产生抗菌肽的水平也不相同。另外，获取抗菌肽的方法主要是天然提取、人工合成和基因工程，当然也可以用新一代测序技术对昆虫全虫体或血淋巴进行转录组测序，可能会发现更多的抗菌肽基因。虽然不同种昆虫的同源抗菌肽基因可以通过分析基因组序列来鉴定，但是全基因组分析不能鉴定小分子抗菌肽，特别是一些来自前体蛋白水解形成的小肽，因为这些抗菌肽的前体在不同种类的昆虫之间可能没有较高的相似性。因此，在昆虫血淋巴中，可能还有大量的抗菌肽没有被发现，正如李尚伟等的研究中提出九香虫体内可能含有多种不同的抗菌肽，需要将它们分离纯化出来，再进一步研究它们的抗菌、抗病毒等生物学功能。

　　李尚伟等经质谱测定和数据库搜索，得到10条抗菌肽片段序列，进一步根据这些片段设计简并引物，用cDNA末端快速扩增技术获得这些抗菌肽的全长基因序列，从而得到完整的全长抗菌肽序列。以表8-1中的第6条序列为例，它与大黄蜂抗菌肽bombolitin序列（SKITDILAKLGKVLAHV）具有相似性（两者都由17个氨基酸残基组成），是一条完整的抗菌肽，命名为CcAMP1，是从九香虫中发现的第一条抗菌肽，若今后继续发现九香虫中的其他抗菌肽可根据发现顺序依次命名为CcAMP2和CcAMP3等。CcAMP1中有58%的疏水氨基酸，经预测它表面有5个疏水氨基酸（VAWVL），能形成α螺旋，并与细胞膜相互作用，破坏细菌胞膜完整性，而对革兰氏阳性和阴性菌发挥杀菌作用。同时，CcAMP1也可能靶向革兰氏阴性菌的细胞壁或外膜成分，或者封阻极性分子通过外膜的通道，或者促使阴离子脂质聚集，从而对革兰氏阴性菌具有较强的抗菌活性。当然，这些猜测还需要进一步研究，以明确它真正的抗菌机制。

　　目前，来自半翅目昆虫的抗菌肽相似性较低、结构变化大、抗菌机制多样。通过研究九香虫抗菌肽可能发现新型理想的抗菌肽，为人类提供新的抗菌药物模板，为人类战胜病菌提供新的武器。九香虫抗菌肽开发出来后，可应用于医药卫生、食品防腐、生物饲料添加剂、生物农药、动植物抗病基因工程等领域，将会为人类创造巨大的价值。

二、九香虫的内生真菌次生代谢物质

鉴于植物次生代谢产物在新药研发中的重要价值，国内外学者正逐步开展昆虫及其内生真菌次生代谢物方面的研究。目前，来自昆虫次生代谢物的研究报道较少，且蝽类昆虫的相关研究也在探索阶段，但由于其具有潜在的药用价值，故蝽类昆虫次生代谢物质有着广阔的研究空间。

由于青霉素的发现及青霉菌的代谢产物资源丰富、生物活性多样，是非常重要的药源菌，受到国内外学者的高度关注。目前，文献报道主要集中在青霉属中10个种的次生代谢产物，主要的化学成分有生物碱、内酯、聚酮、醌类、肽类、甾体、吡喃酮等，但是九香虫体内青霉菌研究尚未见报道。孝杰首次从九香虫中分离出青霉菌（Penicillium sp.），并对其内生真菌次生代谢产物进行了系统研究，采用柱层析、薄层层析、重结晶等方法分离得到18个化合物，运用多种现代波谱技术，如核磁共振（NMR）、MS等，鉴定了这些化合物的结构，其具体步骤如下：

1.菌株分离　青霉菌从九香虫分离得到，通过16s RNA法鉴定为青霉菌。

2.发酵培养　青霉菌用YES培养基，发酵用1000ml锥形瓶，每瓶培养液为600ml，发酵60L，接种所需菌种后，摇床发酵培养（温度26℃，转速190 r/min），培养21天。

3.提取与分离　将发酵液和菌丝体通过离心机离心分离。菌丝体用乙酸乙酯浸泡超声提取得到0.5g提取物，发酵液通过乙酸乙酯萃取获得79.5g提取物，二者通过薄层色谱法（TLC）分析检测，发现显色之后化合物基本一致，合并得到总浸膏80g，进行了硅胶柱层析。以石油醚-丙酮（20∶1,15∶1,10∶1,5∶1,2∶1,1∶1,）和氯仿-甲醇（5∶1,2∶1,1∶1）为淋洗液梯度洗脱，每250ml为一馏分。用TLC检测分析，合并荧光和显色相同的馏分，得到9个组分（A、B、C、D、E、F、G、H、I）。

A（石油醚∶丙酮=20∶1）部分在室温下依次以石油醚-乙酸乙酯（V/V=15∶1）、石油醚-丙酮（V/V=20∶1）、石油醚-乙酸乙酯（V/V=8∶1）为淋洗液，硅胶柱洗脱，得到化合物P-1（4.0mg）。

B（石油醚∶丙酮=15∶1）部分分为两部分（B1和B2），在室温下，B1部分依次以石油醚-乙酸乙酯（V/V=15∶1）、氯仿-乙酸乙酯（V/V=6∶1）为淋洗液，硅胶柱洗脱，得到化合物P-3（0.9mg）。B2部分在室温下以石油醚-乙酸乙酯（V/V=20∶1）为淋洗液得到两部分（B21和B22），B21部分以石油醚-丙酮（V/V=15∶1）、氯仿-乙酸乙酯（V/V=10∶1）为淋洗液得到P-5（2.3mg），B22部分以石油醚-乙酸乙酯（V/V=8∶1）为淋洗液，经硅胶柱洗脱，得到化合物P-4（1.0mg）。

C（石油醚：丙酮=5：1）部分分为C1和C2两部分，C1部分经氯仿-丙酮（V/V=8：1）洗脱得到三部分（C11、C12、C13），C12经石油醚-丙酮（V/V=1：1）得到P-6（2.4mg），C13经石油醚-丙酮（V/V=1：2）得到C133后经石油醚洗涤得到P-7（5.4mg）。

D（石油醚：丙酮=2：1）部分在室温下以石油醚-乙酸乙酯（V/V=3：1）得到两部分（D1、D2），D1以石油醚-丙酮（V/V=5：1）、氯仿-丙酮（V/V=10：1）为淋洗液，经硅胶柱洗脱，得到化合物P-2（3.5mg）。

E（石油醚：丙酮=1：1）部分分为E1、E2和E3三部分。E1部分经氯仿-丙酮（V/V=3：1）、石油醚-乙酸乙酯（V/V=1：2）和石油醚-丙酮（V/V=1：1）得到P-15（4.1mg）。E2部分经过MCI反相（甲醇-水），依次洗脱合并得到两部分（E21、E22），E21部分经过氯仿-乙酸乙酯（V/V=3：1）、石油醚-丙酮（V/V=6：1）和石油醚-丙酮（V/V=3：1）得到P-18（0.8mg），E22经氯仿-甲醇（V/V=10：1）后重结晶得到P-17（2.4mg）。E3部分经过Sephadex LH-20氯仿-甲醇（V/V=2：1）洗脱得到四部分（E31、E32、E33、E34），E31经氯仿-丙酮（V/V=2：1）得到E311、E312（即P-16，0.8mg）、E313、E314和E315五部分。E315部分经过氯仿-甲醇（V/V=7：1）、Sephadex LH-20氯仿-甲醇（V/V=2：1）得到P-12/13（2.3mg）。

F（氯仿：甲醇=5：1）经Sephadex LH-20氯仿-甲醇（V/V=2：1）得到两部分（F1、F2）。F2部分经过氯仿-丙酮（V/V=3：1）得到四部分，其中F23又经过氯仿-甲醇（V/V=7：1）得到P-14（7.2mg），剩余部分经过洗涤得到P-10（2.5mg）。

G（氯仿：甲醇=2：1）部分直接有固体，洗涤得到P-11（2.4mg）。其余部分经过氯仿-甲醇（V/V=7：1）得到了G11、G12。G11部分经过乙酸乙酯-甲醇（V/V=7：1）得到三部分，G113部分经过氯仿-甲醇（V/V=8：1）得到P-9（3.6mg），G12部分经过Sephadex LH-20氯仿-甲醇（V/V=2：1）得到了三部分。最后G123部分经过氯仿-甲醇（V/V=3：1）得到了P-8（7.2mg）。

九香虫中分离的青霉菌次生代谢产物进一步分离得到18个化合物，包括甾体、芳香酸类化合物、多元醇、糖类、吡喃酮、醌类和二肽化合物等七类化合物，该结果不仅丰富了天然产物的数据库，而且为中药研究与开发提供了一定的参考价值，对微生物资源的开发利用具有重要意义。

参 考 文 献

郭尧君.2001.蛋白质电泳实验技术[M].北京：科学出版社：131.

国家中医药管理局中华本草编委会.1999.中华本草（第9册）[M].上海：上海科学技术出版社：173-174.

李尚伟，赵柏松，杜娟，2015.九香虫抗菌肽CcAMP1的分离纯化和抗菌活性检测[J].昆虫学报，58（6）：610-616.

刘建涛，苏志坚，王方海，等.2006.昆虫抗菌肽的研究进展[J].昆虫天敌，28（1）：36-43.

孙龙，冯颖，何钊，等.2012.黄粉虫幼虫小分子量抗菌肽的分离纯化[J].应用昆虫学报，49（3）：686-692.

吴玛莉，金道超.2005.九香虫血淋巴及其纯化蛋白抑菌活性的研究[J].昆虫知识，42（3）：315-318.

杨泽宏.2001.小皱蝽抗菌肽AMP的分离纯化和性质分析[D].重庆：西南农业大学.

张颖，陈建伟，高源.2009.九香虫资源鉴定、化学、药理与药食应用研究[J].亚太传统医药，17（6）：24.

赵柏松，杜娟，王金固，等.2011.九香虫血淋巴的抗菌活性初步研究[J].贵州农业科学，39（6）：85-89.

Epand RF，Maloy L，Ramamoorthy A，et al. 2010. Amphipathic helical cationic antimicrobial peptides promote rapid formation of crystalline states in the presence of phosphatidylglycerol：lipid clustering in anionic membranes[J].Biophysical J，98（11）：2564-2573.

Junkes C，Harvey RD，Bruce KD，et al. 2011. Cyclic antimicrobial R-，W-rich peptides：the role of peptide structure and *E.coli* outer and inner membranes in activity and the mode of action[J].Eur Biophys J，40（4）：515-528.

Jansen C，Kogel KH. 2011. Insect antimicrobial peptides as new weapons against plant pathogens[M]//Vilcinskas A.Insect Biotechnology. Dordrecht：Springer：123-144.

Nguyen LT，Haney EF，Vogel HJ. 2011. The expanding scope of antimicrobial peptides structures and their modes of action[J].Trends Biotechnol，29（9）：464-472.

Yi HY，Chowdhury M，Huang YD，et al. 2014. Insect antimicrobial peptides and their applications[J].Appl Microbiol Biotechnol，98（13）：5807-5822.

第九章
九香虫对生殖系统损伤的保护作用

　　九香虫入药始见于《本草纲目》，其"咸温，治膈脘滞气，脾肾亏损，壮元阳"。《中药大辞典》记载九香虫对于脾肾阳虚的腰膝酸软乏力、阳痿、遗尿等症有显著疗效。《中华人民共和国药典》也载其归肝、脾、肾经，功能为理气止痛、温中助阳，用于胃寒胀痛、脾胃气痛、肾虚阳痿、腰膝酸痛。自古素有"吃了屁巴虫，滋补赛参茸，严冬不怕冷，夜间不尿床"等俗谚，九香虫作为保健食品而被广泛食用，具有较高的药用价值和食用价值。民间多用九香虫泡酒口服壮阳，如九香虫补酒、九香虫党参酒（九香虫、党参、肉豆蔻和五味子）等。除此之外，中医临床上将九香虫与补骨脂、巴戟天、淫羊藿等同用，治疗肾阳不足之阳痿早泄、夜尿频多，以加强温肾壮阳之效；与熟地、杜仲、续断等同用，治疗肾气亏损、腰膝酸痛；还可以与红参、巴戟天、淫羊藿、阳起石、川椒、蛇床子等15味药组成方剂，用于治疗下焦虚寒的病证，包括性功能减退、慢性前列腺炎等病。

　　九香虫的组方和临床应用虽多，但是其药效及机制研究并不多。近年来，笔者对九香虫干预生殖系统损伤的作用及机制方面开展了系列研究，包括壮阳作用、抗氧化应激作用、生殖保护作用、生殖修复作用及信号通路作用等，为传统虫类中药九香虫"温中助阳"之说提供进一步的理论及实验依据，并为药物的进一步开发利用提供基础。

　　近年来，随着生殖医学的发展和环境污染的加重，人们的健康意识逐渐加强，环境污染所带来的生殖方面的损伤越来越受到关注。锰是一种广泛存在的毒物，人们在生活中接触到的物品如电池、汽油和农药等都添加了金属锰，这大大增加了人们的锰暴露机会。睾丸组织对锰有较高的敏感性，锰可通过血睾屏障在睾丸组织中蓄积，使其产生不同程度的病理学改变，导致精子生成量减少、精子活动率降低及睾丸组织生化酶系统改变等一系列生殖毒性。现代中医临床应用九香虫治疗肾阳不足，而九香虫对于生殖器官损伤后的生殖功能是否具有保护作用仍未得到证实。本章基于动物的性行为、大鼠精子数、睾丸和附睾的脏器系数、血清性激素水平等生殖功能或生殖能力的指标，着重讨论九香虫对生殖系统的保护功效。何志全、王凤月、付惠惠等利用九香虫对急、慢性锰暴露的Sprague-Dawley（SD）大鼠生殖损伤模型进行干预，通过实验数据检测与分析，进一步验证九香虫对生殖系统损伤的雄性大鼠生殖功能的保护和修复功效。

一、生殖功能方面

生殖功能的改善与提升通常是指人们所说的"壮阳"，主要体现在性行为能力和性激素水平两个方面。就动物实验而言，性行为一般需检测扑捉次数、骑跨次数、插入次数、射精潜伏期、射精次数等指标进行评价，而性激素水平一般需检测血清中睾酮、黄体生成素等指标进行评价。

1.性行为　雌性动物在发情期间能与雄性动物发生性行为，是生殖功能最直观的表现，能反映动物生殖能力强弱。观察雄性大鼠与去势雌鼠的性行为（相互间接触、嗅舔、外生殖器探测及扑捉和射精行为）来判断雄性大鼠的生殖功能，并记录扑捉次数、骑跨次数、插入次数、射精次数等指标。

正常雄性大鼠较活跃，表现为多动、兴奋，而锰暴露损伤后的大鼠精神萎靡不振、少动，两者之间在扑捉次数、骑跨次数、插入次数及射精次数上有显著性差异，说明生殖系统损伤模型建立成功。通过九香虫干预后，上述指标均明显改善，接近或优于正常雄性大鼠的情况。因此，推断九香虫干预对锰暴露大鼠的交媾行为有明显改善。

2.激素水平　激素水平是评价大鼠生殖功能的重要指标，从某种意义上来讲睾酮水平越高，性欲越强。同时，血清中睾酮（T）水平增高有助于精子发生，间接反映睾丸的生精功能。黄体生成素（LH）可以调节血清睾酮含量，同时受睾酮的负反馈调节。因此，检测血清中的睾酮和黄体生成素含量可以直接或间接评价对生殖功能的改善作用，从某种意义上来讲又能体现对睾丸中多种细胞的保护和修复作用。

正常雄性大鼠血清睾酮水平约为（98.17±3.49）ng/L、黄体生成素水平约为（19.39±1.21）ng/L，而锰暴露损伤后大鼠血清睾酮明显下降为（90.43±2.69）ng/L、黄体生成素明显升高为（23.56±1.60）ng/L，与文献报道一致。通过九香虫干预后，上述指标均明显改善，接近或优于正常雄性大鼠的情况。锰暴露可引起雄性大鼠血清中的睾酮含量降低，黄体生成素含量升高，九香虫干预后改变恰好相反。因此，推断九香虫有助于改善激素调控水平，增强雄性大鼠的生精功能。

综上所述，九香虫干预生殖系统损伤的雄性大鼠后，其生殖功能的各项指标均有较明显的改善，说明九香虫对锰暴露大鼠的生殖功能具有一定的保护功效。

二、生殖能力方面

生殖能力的改善与提升主要体现在生殖器官的脏器系数、精子数量及质量两个方面。就动物实验而言，生殖器官的脏器系数一般需对睾丸和附睾的脏器系数进行评价，而精子数量及质量一般需对精子计数、每日精子生成量、精子质量等指标进行评价。

1.睾丸和附睾脏器系数　脏器系数是指实验动物某脏器的重量与其体重的比值。正常时各脏器与体重的比值相对恒定，但动物染毒后随受损脏器重量改变，脏器系数也发生改变。脏器系数的变化可反映为环境因素影响下脏器的增生、充血、水肿或萎缩等变化，是毒理实验中常用的指标。因此，睾丸的脏器系数可以从大体上反映生精细胞的情况，并间接反映精子的质量，而附睾的脏器系数可以直接反映精子的数量。

正常雄性大鼠睾丸和附睾的脏器系数应分别为0.95 ± 0.05和0.39 ± 0.11，而锰暴露损伤后大鼠的睾丸和附睾的脏器系数均明显下降，说明生殖器官发生了萎缩，精子生成量减少。通过九香虫干预后，上述指标均明显改善，接近或优于正常雄性大鼠的情况，说明生殖器官得到一定的复原。因此，推断九香虫对锰暴露大鼠的生殖器官具有一定的保护功能。

2.精子计数和每日精子生成量　精子数量和每日精子生成量（DSP）是研究环境因素对男（雄）性生殖健康影响的重要观察点之一，可有效判断生殖毒性。同时，精子数量是评价雄性大鼠生殖能力最直接的指标，生殖器官损伤可直接导致其产生的精子数量减少，故通过检测精子数、精子头数及DSP等指标进行评价。

正常雄性大鼠的精子数量和DSP应分别为2.47 ± 0.50和13.355 ± 3.008，而锰暴露损伤后大鼠的精子数量和DSP均明显降低，说明大鼠精子生成出现障碍，引起数目降低、质量下降。通过九香虫干预后，上述指标均明显改善，接近或优于正常雄性大鼠的情况。因此，推断九香虫有利于改善生精环境，有助于精子发生。

综上所述，九香虫干预生殖系统损伤的雄性大鼠后，其各项生殖能力指标均有较明显的改善，说明九香虫对锰暴露大鼠的生殖功能具有一定的保护功效。

三、形态学变化

生殖系统受到损伤后，首当其冲受到影响的应当是生殖功能，之后便是生殖能力的各项指标或者器官形态上发生改变，而当危险因素存在一定时间后可能会造成不可逆的器官损伤而无法修复。

正常大鼠睾丸组织中曲细精管排列规则、结构完整、层次分明；间质细胞紧密聚集于曲细精管之间的疏松组织内，胞质丰富；支持细胞的数量和结构均正常；曲细精管的各级生精细胞排列紧密有序，管腔中有密集的精子。然而，锰暴露损伤后大鼠睾丸组织曲细精管排列明显不规则，生精上皮细胞严重受损，成熟精子数量减少甚至消失；支持细胞锐减，且呈现空泡样改变；间质细胞数量减少，呈弥散状分布于曲细精管之间，说明损伤已导致大鼠睾丸在组织形态上发生了明显改变。通过九香虫干预后，上述指标均明显改善，生精小管管腔逐渐变小、基膜逐渐完整，生精上皮细胞层次增多，各级生精细胞排列有序、细胞界线清晰，其睾丸组织形态结构基本完整，形态接近于正常大鼠的睾丸组织形态结构。因此，可推断九香虫对于雄性大鼠睾丸组织结构的形态学改变具有一定的修复作用。

四、抗氧化应激作用

整个生命过程中，机体面临各种各样的生理和病理的应激状态。机体处理这些应激状态的能力对机体的健康具有重要作用。应激对衰老和疾病的影响是一个复杂过程，慢性应激可促进生殖内分泌系统损伤。因此，抗应激是一个重要的预防与应激有关疾病的重要措施。九香虫作为一味传统中药，在急、慢性动物生殖损伤模型中均被证明有拮抗作用，但确切机制尚不明确，仍需进一步研究其在生殖系统损伤中的抗氧化应激作用机制。

生物体内适量的锰可以对抗自由基氧化作用，而过多的锰会激活细胞色素氧化酶P450的活性，产生大量自由基，损伤线粒体，引起ATP合成减少和水解增加而中断电子传递链，或使凋亡调控蛋白从线粒体释放而引起细胞凋亡。大鼠腹腔注射氯化锰可降低其睾丸超氧化物歧化酶（SOD）、过氧化氢酶（CAT）和谷胱甘肽过氧化物酶（GSH-Px）等抗氧化酶的活性，增加细胞内ROS的氧化活性，从而增强睾丸的氧化应激状态。锰暴露导致大鼠睾丸生精细胞损伤最直接的因素就是自由基的增多。自由基是机体通过酶系统和非酶系统产生的有害产物，能攻击生物膜中的多聚不饱和脂肪酸，引发一系列的脂质过氧化反应。脂质过氧化反应的终产物则是丙二醛（MDA），其在机体的含量能间接反映机体脂质过氧化的强度和组织细胞被自由基损伤的程度。SOD能清除超氧阴离子自由基（$O_2^-\bullet$），保护组织细胞免受损伤。机体SOD活性和总抗氧化能力（T-AOC）的高低间接反映了机体清除氧自由基的能力。因此，自由基增多是锰致雄性大鼠生精细胞凋亡的最直接因素，而总SOD作为一种自由基清除剂，可以清除$O_2^-\bullet$，进而保护组织免受自由基的损伤，故组织中总SOD活性、T-AOC的高低可以间接反映其清除自由基的能力。九香虫能使睾丸组织形态结构发生明显改善，说明九香虫对受损的生殖系统有修复功效，但其是否通过清除多余的自由基而达到修复功效仍是未知。通过检测大鼠睾丸组织和血清中SOD活性、MDA含量及T-AOC等指标，可进一步明确九香虫在锰暴露大鼠睾丸生精细胞损伤中的作用。

1.睾丸组织中SOD、MDA和T-AOC　组织中的SOD活性、MDA含量和T-AOC能够最直接地反映九香虫对受损生殖器官的作用。锰暴露后大鼠睾丸组织中MDA含量较正常大鼠睾丸组织有所增加，而SOD活性和T-AOC均明显降低；九香虫干预后脂质过氧化反应终产物MDA有所下降，清除剂SOD活性和T-AOC有所提升，接近正常大鼠水平。

2.血清中SOD、MDA和T-AOC　血清中的SOD活性、MDA含量和T-AOC能够间接反映九香虫对受损生殖器官的作用。锰暴露后大鼠血清中MDA含量显著增加，而SOD活性、T-AOC均明显降低；九香虫干预后脂质过氧化反应终产物MDA有所下降，清除剂SOD活性和T-AOC有所提升，接近正常大鼠水平。

锰暴露导致自由基增多，引发一系列的脂质过氧化反应，其终产物MDA增加，自由基清除剂SOD活性和T-AOC下降。九香虫能抑制脂质过氧化反应，血清中与组织中的含量变化基本一致，进一步证实九香虫能够修复睾丸组织损伤。

九香虫能修复生殖系统损伤的雄性大鼠生殖功能，其各项生殖指标（性行为、大鼠精子数、睾丸和附睾的脏器系数、血清性激素水平等）均有较明显的改善，无论睾丸组织还是血清，自由基清除剂SOD活性、T-AOC均明显升高，脂质过氧化反应终产物MDA的含量有所降低，其值接近正常值，提示九香虫能抑制脂质过氧化反应，从而修复损伤。因此，认为抑制自由基引发的脂质过氧化作用是九香虫的修复作用机制之一，这可能与九香虫体内含有维生素E和黄酮类化合物有关。黄酮类化合物可通过与$O_2 \cdot$反应而阻碍自由基引发的连锁反应，能与金属离子形成螯合物而阻断自由基的生成，从而阻断脂质过氧化反应，具备一定的清除自由基和抗氧化的能力。维生素E的抗氧化性是众所周知的，是标准的自由基清除剂。因此，九香虫作为一种外源性抗氧化剂，能有效减轻自由基引发的脂质过氧化作用带来的损伤，从而达到修复作用。

五、细胞凋亡

细胞凋亡是细胞程序性死亡（programmed cell death，PCD）的一种形式，是保持机体内环境平衡和维持正常生理活动的一种自我调节机制，在机体生长、发育过程中及受到外界刺激时清除多余、衰老和受损伤的细胞时发挥重要作用。大量研究表明，细胞内基因直接控制着凋亡的发生和发展，如Bcl-2家族等，按其功能分为两类：抗凋亡基因和促凋亡基因。Bcl-2为抗凋亡基因的代表，其蛋白质主要分布于核膜、内质网膜和线粒体膜上，通过直接与线粒体反应或者与其他蛋白质间接反应阻止细胞通透性升高来抑制凋亡；而Bax是最早发现的促凋亡基因之一，其蛋白质在正常细胞中主要定位于细胞质，受到凋亡刺激后转到线粒体上并与之结合，进而诱导细胞结构变化以引发细胞程序性死亡。

　　锰具有较强的生殖毒性，使得有锰接触史的男性的精液浓度、精子量、精子活动力等。过量的锰进入人体会使体内铜、锌、铁和铅等微量元素的代谢失衡，从而增强机体的脂质过氧化能力，引起活性氧（reactive oxygen species，ROS）水平升高，造成线粒体功能的紊乱，进而导致ATP耗竭、能量和糖代谢改变及细胞死亡，严重者可引起帕金森综合征等疾病，因此，降低机体的抗氧化能力是锰中毒的重要机制之一。由于睾丸对锰的敏感性极高，锰通过血睾屏障引起大鼠睾丸生长和成熟延迟，损伤生精功能而抑制精子的产生，降低精液浓度、精子活力、精子活率和精子总数，因而具有生殖遗传毒性。锰可抑制睾丸组织中抗氧化酶的活性，导致自由基增多，通过脂质过氧化作用损伤富含多聚不饱和脂肪酸的生精细胞膜，破坏线粒体膜通透性和跨膜电位，而Ca^{2+}平衡的破坏和线粒体破裂是细胞凋亡信号传导和启动细胞凋亡的关键环节，会导致生精细胞的凋亡增加。另有研究报道，锰在引发HeLa细胞的凋亡中伴随着ROS的产生，ROS可引发脂质过氧化而损伤线粒体膜的通透性和跨膜电位，从而造成细胞凋亡并能抑制睾酮的分泌。

　　研究发现，九香虫对锰暴露大鼠睾丸组织损伤修复过程中Bcl-2和Bax两个基因的表达有影响。通过免疫组织化学和Western Blot实验证明，锰暴露大鼠睾丸组织的Bcl-2表达量明显低于正常大鼠，而Bax表达量则明显高于正常大鼠；九香虫干预对锰暴露大鼠睾丸组织中Bcl-2和Bax表达量有调节作用，二者的表达接近正常大鼠水平。1993年Kane等发现Bcl-2过表达可以降低细胞内ROS的净水平；杨洁等发现ROS的升高会上调Bax的表达，ROS上调Bax表达促进凋亡，而Bcl-2可通过抑制ROS和（或）ROS引起的脂质过氧化抑制凋亡。在细胞中，Bax和Bcl-2通过形成同源或异源二聚体来调节细胞凋亡，当Bax形成同源二聚体时诱导细胞凋亡；Bax与Bcl-2形成异源二聚体时则实现了Bcl-2抑制细胞凋亡的功能。本研究中锰暴露导致Bax表达显著增加、Bcl-2表达显著减少，因Bax过表达进而形成了Bax/Bax同源二聚体，导致细胞凋亡。通过九香虫干预后Bcl-2和Bax蛋白的表达量被逆转，逐渐恢复到染锰前两者的表达水平，该结果与Mostafa等报道一致。因此，九香虫对锰暴露引起的大鼠睾丸组织损伤的修复可能通过调节凋亡相关基因Bcl-2和Bax的表达情况抗凋亡发生，进而达到修复作用。因此，进一步证明九香虫对锰暴露大鼠睾丸组织的修复机制可能是通过调节凋亡相关基因Bcl-2和Bax的表达，进而阻抑凋亡发生，为锰中毒的预防和治疗及九香虫进一步开发为有效的锰拮抗药物提供基础实验数据，具有重要的临床意义和经济价值。

六、信号通路

　　在细胞中存在着各种信号转导通路，不同的信号通路相互交叉，形成复杂的信号转导网络系统，参与生物体内的各种生理生化功能，其中部分信号转导通路对动物的生殖生理有着重要作用。黏着斑激酶（focal adhesion kinase，FAK）是一类胞质非受体蛋白酪氨酸激酶，属于蛋白酪氨酸激酶（protein tyrosine kinase，PTK）超家族，因而也称为PTK II。研究表明环境毒物引起的氧化应激可以导致睾丸和其他器官中的细胞连接断裂，可以激活PI3K/c-Src/FAK信号转导通路，引发生殖障碍，最终导致男性精子数目减少及精子质量降低。FAK是氧化应激引起的缝隙连接（TJ）和黏附连接（AJ）断裂的一个至关重要的介质，在环境毒物引起的连接蛋白断裂过程中，FAK作为PI3K/c-Src/FAK细胞信号通路的一个靶点，其关键磷酸化位点为保护睾丸组织免受氧化应激的损伤提供了一个新的药物作用靶点。FAK在细胞信号转导中处于十分重要的位置，它是细胞内外信号出入的中枢，介导多条信号通路。近年的研究发现，FAK与细胞黏附、增殖、迁移及凋亡密切相关。有研究表明，环境毒物引起的氧化应激可以激活PI3K/c-Src/FAK信号转导通路，通过阻断支持细胞与支持细胞之间或支持细胞与生殖细胞之间的细胞连接和细胞黏附，引起男性不育。

黏着斑激酶FAK在生理条件下以低活性状态存在于细胞质中。当细胞受到胞外信号（如环境毒物引起的氧化应激）刺激时，上游的信号分子主要与FAK上的氨基端结合，使酪氨酸397位点快速磷酸化，从而激活FAK。磷酸化的FAK可以激活支持细胞间的紧密连接蛋白和黏附连接蛋白，使其磷酸化，阻断细胞连接，破坏血睾屏障，进而损伤生精细胞，最终导致生育能力降低。

参 考 文 献

才秀莲，郭海，伍冬梅，等. 2010. 染锰大鼠生殖激素水平与生精细胞凋亡基因表达[J]. 中国公共卫生，26（8）：1064-1065.

才秀莲，郭海，伍冬梅，等. 2010. 染锰大鼠血清和睾丸LDH活性的变化[J]. 遵义医学院学报，33（2）：101-103.

才秀莲，李兴升，李季蓉. 2007. 锰对小鼠精子数量、畸形率和活动度影响中国公共卫生[J]. 23（1）：104-105.

陈灏珠. 2005. 实用内科学（上册）[M]. 第12版. 北京：人民卫生出版社：821-822.

高颖晖，周万红，窦鹏，等. 2015. 九香虫醇提物对运动大鼠骨骼肌抗氧化酶活性及其基因表达水平的影响[J]. 生物技术通报，31（12）：146-149.

何志全，孙志诚，侯晓晖. 2016. 九香虫对大鼠生殖损伤的修复机制探讨[J]. 中成药，38（4）：924-927.

何志全，张莉，侯晓晖. 2016. 九香虫对染锰雄性大鼠生殖损伤的保护[J]. 中成药，38（2）：258-261.

侯晓晖，孙廷，李晓飞. 2013. 九香虫粗提物对SGC-7901和HepG2细胞增殖及细胞周期的影响

[J].时珍国医国药，24（1）：108-109.

季柏新.1990.止痛灵对胃肠道的解痉止痛作用[J].湖南中医学院学报，10（3）：157.

李从道.1994.九香虫散剂治疗糜烂性胃炎38例[J].江苏中医，15（11）：6.

李俐，李晓飞.2010.九香虫营养成分分析[J].昆虫知识，47（4）：748-751.

刘伦沛，郁建平.2008.九香虫的营养成分分析与评价[J].食品科学，29（2）：406-410.

刘庆芳.2002.九香虫现代临床研究与应用[J].河南大学学报：医学科学，21（4）：66-67.

苏勋庄.1990.九香虫玫瑰酒对阳痿的治疗[J].中医药学报，（3）：26.

孙远明，余群力.2002.食品营养学[M].北京：中国农业大学出版社：65-82.

王文仲.1999.九香虫配伍治疗胆汁返流性胃炎[J].云南中医学院学报，22（2）：38.

武英，崔金山，张玉敏，等.2004.氯化锰对雄性大鼠亚急性生殖毒性机制研究[J].中国工业医学杂志，17（3）：183-185.

张先平，王乾兴，才秀莲，等.2007.锰对大鼠睾丸抗氧化能力及生精细胞凋亡的影响研究[J].中国计划生育学杂志，15（7）：408-410.

钟永楚.1994.九香虫治疗肾阳虚阳痿[J].时珍国药研究，5（2）：42.

Sharpe RM. 2001.Hormones and testis development and the possible adverse effects of environmental chemicals[J].Toxicology Letters，120（1/3）：221-232.

第十章
九香虫的抗癌作用

迄今为止，全球每年有数百万新发癌症病例，严重威胁着人类健康。目前，化疗是癌症治疗的主要手段之一，但其不良反应较大且给患者造成了很大的痛苦。寻找毒副作用轻，又可以抑制肿瘤细胞生长、促进其凋亡的非细胞毒性药物成为研究的重要方向。中医药治疗癌症受到中外学者的广泛重视，发掘传统中医药资源，已成为我国抗肿瘤新药筛选研究的重点之一。

九香虫作为我国传统的中药昆虫，其中药配伍广泛应用于中医临床实践，例如，主药是九香虫、天花粉、地母怀胎草，配以全蝎、蜈蚣、地龙、延胡索、三七、金钱白花蛇等，并依照病变部位及病理类型的不同有8组处方，该方取九香虫理气止痛、温中助阳之功，使之痞消结散，邪去而正得扶。正所谓"疏其气血，令其条达，而致和平"。杨勤建等通过血清药理学方法，初步观察了九香虫有诱导人胃癌细胞（HS-746T）凋亡的作用，研究发现中药复方香龙散含药血清作用于人胃癌细胞诱导的细胞凋亡，主要是作用于癌细胞的DNA复制期，且含药血清诱导的人胃癌细胞凋亡与药物浓度无直接关系。徐波等研究全蝎、土鳖虫、九香虫、大黄、人参、灵芝、黄芪等纯中药组成的粉状制剂，用于原发性和转移性中晚期肿瘤。宋文涛等利用蚕豆根尖微核技术，测定美洲大蠊和九香虫混合成分对环磷酰胺所诱导突变的抑制作用。研究显示，美洲大蠊和九香虫混合成分能有效抑制蚕豆根尖细胞微核率的升高，具有很好的抑制突变作用，这为进一步研究美洲大蠊和九香虫混合成分的抗肿瘤作用及机制提供了依据。吴清玲的研究证明以九香虫、猴头菇、雷公藤及密陀僧等清热解毒、扶正祛邪为主药的纯中药制剂，因其益气养胃、减少对胃黏膜损害的双重功效，对胃癌患者有一定疗效。最近，Luo等发现九香虫提取物对10种肿瘤细胞株有致死作用，而其中的1种噁唑和3种 N-乙酰多巴胺分别对Colon38、L1210、MDA细胞株有抵抗活性。

上述研究表明九香虫虽具有抗癌作用，但对其有效成分及药理作用机制的研究不足，这无疑会阻碍中药九香虫的深入开发利用。因此，开展九香虫抗癌有效成分及机制的研究很有必要。

一、九香虫不同提取物对癌细胞的作用

中医临床利用九香虫全虫及其配伍对肿瘤进行治疗，但是对其有效成分甚至有效部位不甚清楚，研究者们希望提取九香虫不同部位的有效成分，并对其细胞作用进行研究，为其深入研究奠定基础。

1.氯仿提取物　选用九香虫的氯仿浸提物研究其对胃癌细胞SGC-7901和肝癌细胞HepG$_2$细胞增殖及细胞周期的影响。采用冷浸法获得九香虫的氯仿浸提物，MTT法分析氯仿浸提物对两种癌细胞体外增殖的抑制作用，流式细胞术分析氯仿浸提物对两种癌细胞细胞周期的影响。研究发现九香虫氯仿浸提物能抑制SGC-7901细胞和HepG$_2$细胞的体外增殖并呈明显的剂量依赖性，其半数抑制浓度（IC$_{50}$）分别为1193.52μg/ml和964.34μg/ml，且经氯仿浸提物作用后HepG$_2$细胞的S期和G$_2$/M期细胞相对百分比明显降低、G$_0$/G$_1$期细胞相对百分比明显升高。因此，九香虫氯仿浸提物能抑制两种肿瘤细胞的体外增殖，对HepG$_2$细胞的抗肿瘤活性作用可能是通过对其细胞周期的阻滞产生的。

（1）氯仿提取物制备过程：取九香虫粉末10g，用60ml氯仿浸泡12天，过滤、自然挥干，得到九香虫的粗提物浸膏。取此浸膏0.5g，溶于0.5ml氯仿中，充分溶解后过滤除菌，-20℃保存备用。

（2）细胞形态学：九香虫的氯仿浸提物处理SGC-7901细胞和HepG$_2$细胞后，与正常细胞相比数目明显减少。正常SGC-7901细胞和HepG$_2$细胞在倒置显微镜下可见成群贴壁生长，细胞透亮、胞膜清晰、折光性好，而给予氯仿提取物的SGC-7901细胞和HepG$_2$细胞贴壁数量减少，细胞变圆、皱缩，与邻近细胞之间空隙加大，形成较多的细胞碎片。

（3）细胞增殖：氯仿浸提物对SGC-7901细胞和HepG$_2$细胞具有明显的体外增殖抑制作用，并呈剂量依赖性，对两种癌细胞的IC$_{50}$分别为1193.52μg/ml和964.34μg/ml。

（4）细胞周期：利用流式细胞仪检测氯仿浸提物处理前后的SGC-7901细胞和HepG$_2$细胞周期情况，与正常癌细胞相比，HepG$_2$细胞周期中各时相细胞数发生显著变化，而SGC-7901细胞周期的分布变化规律不明显。HepG$_2$细胞对照组G$_0$/G$_1$期、S期和G$_2$/M期细胞相对百分比分别为57.66%、34.71%和7.63%；而中剂量组细胞相对百分比分别为69.65%、24.92%和5.43%，高剂量组细胞相对百分比分别为76.99%、16.91%和6.10%。因此，氯仿浸提物可使HepG$_2$细胞的S期细胞相对百分比明显降低、G$_2$/M期细胞相对百分比变化不大，而G$_0$/G$_1$期细胞相对百分比明显升高。

2.乙醇提取物　选用九香虫的乙醇粗提物研究对人胃癌SGC-7901细胞和肝癌HepG$_2$细胞体外增殖及细胞周期的影响。采用冷浸法获得九香虫的乙醇粗提

物，MTT法分析粗提物对两种癌细胞体外增殖的抑制作用，流式细胞仪分析粗提物对两种癌细胞周期的影响。研究表明，九香虫粗提物对SGC-7901细胞和HepG$_2$细胞生长有抑制作用，并呈明显的剂量依赖性，九香虫粗提物作用24h后，对SGC-7901细胞和HepG$_2$细胞的IC$_{50}$分别为1281.62μg/ml和582μg/ml，且HepG$_2$细胞在细胞周期的分布上呈现显著的变化，即S期和G$_2$/M期细胞比例明显降低、G$_0$/G$_1$期细胞比例明显升高。因此，乙醇粗提物能抑制两种肿瘤细胞的体外增殖，对HepG$_2$细胞的抗肿瘤活性可能是通过对其细胞周期的阻滞引起的。

（1）乙醇提取物制备过程：取九香虫粉末10g，用100ml无水乙醇浸泡12天，过滤、自然挥干，得到九香虫的粗提物浸膏。称取此粗提物浸膏0.5g，溶于0.5ml的无水乙醇中，充分溶解后过滤除菌，-20℃保存备用。

（2）细胞形态学：九香虫乙醇提取物处理SGC-7901细胞和HepG$_2$细胞后，与正常细胞相比细胞数目明显减少。正常SGC-7901细胞和HepG$_2$细胞镜下可见细胞成群贴壁生长，细胞透亮、胞膜清晰、折光性好，而给予乙醇提取物的SGC-7901细胞和HepG$_2$细胞贴壁细胞数量减少，细胞变圆、皱缩，与邻近细胞之间空隙加大，形成较多的细胞碎片。

（3）细胞增殖：乙醇提取物对SGC-7901细胞和HepG$_2$细胞增殖具有明显的抑制作用，并呈较好的剂量依赖性，对两种癌细胞的IC$_{50}$分别为1281.62μg/ml和582μg/ml。

（4）细胞周期：利用流式细胞仪检测乙醇浸提物处理前后的SGC-7901细胞和HepG$_2$细胞周期情况，与正常癌细胞相比，HepG$_2$细胞在细胞周期的分布上发生显著性的变化，而SGC-7901细胞周期的分布变化不明显。HepG$_2$细胞对照组G$_0$/G$_1$期、G$_2$/M期和S期细胞相对百分比分别为57.66%、7.63%和34.71%；而中剂量组细胞比例分别为84.53%、1.98%和13.49%，高剂量组细胞比例分别为82.98%、0.00%和17.02%。因此，乙醇浸提物可使HepG$_2$细胞的S期和G$_2$/M期细胞比例明显降低，G$_0$/G$_1$期细胞比例明显升高。

3. 石油醚提取物　笔者在前期研究的基础上，探究石油醚粗提九香虫的有效成分对胃癌SGC-7901细胞增殖和细胞周期的影响。实验以石油醚为溶剂，采用连续回流提取法得到九香虫有效成分，设置石油醚组、阴性对照组、空白对照组和调零组，用MTT法检测胃癌SGC-7901细胞增殖抑制情况，用流式细胞仪检测细胞周期。研究发现，用石油醚粗提的九香虫有效成分均能抑制SGC-7901细胞体外增殖，且呈明显的剂量依赖性，IC$_{50}$为52.3μg/ml，SGC-7901细胞的S期细胞比例升高。因此，证实石油醚提取九香虫有效成分可以抑制SGC-7901细胞增殖，阻滞其细胞周期。

（1）石油醚提取物制备过程：取九香虫粉末11g，以石油醚为溶剂、索氏提取器连续回流提取法提取九香虫有效成分，分别收集提取液，待自然挥干，

-20℃保存备用。

（2）细胞形态学：九香虫的石油醚提取物处理SGC-7901细胞后，与正常细胞相比数目明显减少。正常SGC-7901细胞呈梭形，细胞贴壁，透明度较大，胞膜清晰，生长旺盛，而给予石油醚提取物的SGC-7901细胞变圆、皱缩，细胞间空隙加大，染色质固缩，胞质内出现颗粒状异物，形成较多的细胞碎片。

（3）细胞增殖：石油醚提取物对SGC-7901细胞具有明显的体外增殖抑制作用，并呈剂量依赖性，其IC_{50}为52.3μg/ml。

（4）细胞周期：利用流式细胞仪检测石油醚提取物处理前后的SGC-7901细胞周期情况。与正常癌细胞相比，SGC-7901细胞周期中各时相细胞数发生显著变化，S期和G_2/M细胞相对百分比增加，G_0/G_1期细胞相对百分比降低。

4.甲醇提取物　笔者利用甲醇粗提九香虫的有效成分对胃癌细胞SGC-7901增殖和细胞周期进行干预。实验以甲醇为溶剂，具体方法同石油醚的提取方法及实验分组等，检测胃癌SGC-7901细胞增殖抑制情况及细胞周期。研究表明，用甲醇粗提的九香虫有效成分能抑制SGC-7901细胞体外增殖，且呈明显的剂量依赖性，IC_{50}为168.8μg/ml，细胞周期中S期细胞比例升高。因此，用甲醇提取九香虫有效成分可抑制SGC-7901细胞增殖，阻滞其细胞周期，效果显著。

（1）甲醇提取物制备过程：取九香虫粉末11g，以甲醇为溶剂、索氏提取器连续回流提取法提取九香虫有效成分，分别收集提取液（九香虫粗提物），待自然挥干，-20℃保存备用。

（2）细胞形态学：九香虫的甲醇粗提物处理SGC-7901细胞后，与正常细胞相比数目明显减少。正常SGC-7901细胞呈梭形，细胞贴壁，透明度较大，胞膜清晰，生长旺盛，而给予甲醇粗提物的SGC-7901细胞变圆、皱缩，细胞间空隙加大，染色质固缩，胞质内出现颗粒状异物，形成较多的细胞碎片。

（3）细胞增殖：甲醇粗提物对SGC-7901细胞具有明显的体外增殖抑制作用，并呈剂量依赖性，其IC_{50}为168.8μg/ml。

（4）细胞周期：利用流式细胞仪检测甲醇粗提物处理前后的SGC-7901细胞周期情况，与正常癌细胞相比，SGC-7901细胞周期中各时相细胞数发生显著变化，S期和G_2/M细胞相对百分比增加，G_0/G_1期细胞相对百分比降低。

综上所述，笔者利用多种溶剂提取九香虫的有效成分，并进行肿瘤细胞的体外增殖和周期的研究。粗提物的获取方法不局限于浸提法，还采用连续回流提取法，已证实这两种方式获得的九香虫粗提物均对癌细胞的体外增殖具有明显的抑制作用。此外，相关研究中体外增殖的IC_{50}普遍较高，但连续回流提取法获得的石油醚和甲醇粗提物抑制细胞增殖的效果优于浸提法获得的氯仿和乙醇粗提物，这跟提取试剂及提取方法存在一定的关系，有待后续进一步研究。

二、九香虫抗菌肽对癌细胞的作用

抗菌肽是一种新型的具有生物活性的物质，能杀死革兰氏阳性细菌、革兰氏阴性细菌、真菌和原生动物甚至肿瘤细胞，其接触性抑杀癌瘤作用主要是从细胞膜、细胞器（主要是线粒体）、核膜、细胞核染色体DNA、溶酶体、细胞骨架等几个方面来影响癌细胞的生存，同时调动机体的免疫功能，从体液免疫方面来抵抗癌瘤的入侵。研究显示，HeLa细胞的微管系统随着抗菌肽的作用时间延长逐渐断裂，萎缩成团状，局部皱缩，荧光强度增大，细胞的贴壁性降低，易于脱落，接触减少。由此可以推断，抗菌肽影响了细胞骨架的完整性，从而在一定程度上破坏微管的正常功能，阻止纺锤丝形成，阻碍有丝分裂进程，破坏细胞器等。一般认为，抗菌肽对肿瘤细胞和正常人体细胞的细胞骨架都会有一定的损伤作用，但肿瘤细胞骨架不完整，经抗菌肽作用后，得不到及时的修复而最终导致死亡。

目前，关于九香虫抗菌肽抗癌方面的研究较少，以人胃癌SGC-7901细胞和人乳腺癌MCF-7细胞为例进行简要介绍。

1.SGC-7901细胞　檀军等提取九香虫的血淋巴作用于胃癌SGC-7901细胞，采用台盼蓝染色法检测细胞死亡率，并观察细胞形态学变化。研究证实九香虫血淋巴能显著抑制SGC-7901细胞的生长，且呈时间和剂量依赖性。

（1）九香虫血淋巴液制备方法：野外采集九香虫成虫冷冻致死后，去除其头部及翅膀，放入自制的血淋巴分离器内管中，由于内管底部带孔，经过离心后九香虫体内的血淋巴分离至外管。再将得到的血淋巴液吸入装有PMSF（0.5mmol/L）的离心管中，再次离心后吸取血淋巴水溶性组分单独分装，冷冻干燥后用PBS配制成实验所需浓度，过滤除菌后备用。

（2）血淋巴对SGC-7901细胞生长的影响：结果表明，除5mg/L和10mg/L组外，无论是浓度梯度还是时间梯度，各组血淋巴对SGC-7901细胞生长的抑制率均具统计学意义（$P < 0.01$）。因此，九香虫血淋巴对SGC-7901细胞生长的抑制作用大体随浓度的增大、时间的延长而增强，呈时间、剂量依赖关系。

（3）形态学：对照组细胞生长旺盛，上皮样贴壁生长，呈多边形、梭形，折光性强，轮廓清晰。随着加药浓度的增加，细胞逐渐变圆、变小，细胞核固缩，有脱落漂浮现象，细胞总数及存活细胞数量明显减少。

檀军等在前人研究的基础上，选用活体九香虫的血淋巴进行抗癌实验，秉承中医"生者尤良"的理念，采用现代化低温分离提取技术制得，最大程度避免了血淋巴中抗癌活性成分因高温、高渗透压等因素而失活。研究表明，不同剂量的九香虫血淋巴对胃癌SGC-7901细胞生长有显著的抑制作用，呈时间和剂量依赖性。至于九香虫血淋巴中起抗癌作用的活性多肽是一种还是某几种，还有待进一步深入研究。

2.MCF-7细胞　杨佳琪等为了明确九香虫血淋巴对人乳腺癌MCF-7细胞增殖的抑制作用，利用Bradford法检测九香虫血淋巴浓度，用不同浓度的九香虫血淋巴处理体外培养的MCF-7细胞，采用CCK-8法检测九香虫血淋巴对MCF-7细胞的抑制作用。研究证实，九香虫血淋巴能抑制人乳腺癌MCF-7细胞的生长，且对MCF-7细胞的抑制率呈时间、剂量依赖关系。

（1）九香虫血淋巴液制备方法：取活体九香虫冷冻处死后，去除其头部及翅膀，置于10ml注射器内，通过挤压作用致九香虫体液流出，再向九香虫血淋巴中加入柠檬酸钠（0.5mmol/L），离心后取其中部水溶性组分，置于新的离心管中，备用。

（2）血淋巴对MCF-7细胞生长的影响：结果表明，不同浓度的九香虫血淋巴对MCF-7细胞生长具有显著的抑制作用，具有统计学意义。九香虫血淋巴对MCF-7细胞的抑制率基本随浓度的增大、时间的延长而增高，即呈时间、剂量依赖关系。由于血淋巴达到一定浓度时，对MCF-7细胞的抑制作用不会因血淋巴浓度的增加而增加。因此，在一定时间及浓度范围内，九香虫血淋巴对MCF-7细胞的抑制作用随着浓度及处理时间的增加而增强。

杨佳琪等检测出九香虫血淋巴对人乳腺癌细胞具有抑制作用后，可继续开展深入研究，一是检测九香虫血淋巴是否会诱导肿瘤细胞凋亡，进而可研究九香虫血淋巴作为抗肿瘤药物诱导细胞凋亡过程中的信号转导机制，为开发中药治疗肿瘤提供参考依据；二是针对其抗癌活性进行九香虫血淋巴的分离纯化，进一步得出九香虫血淋巴抗癌的具体活性成分，为后续药品产业化生产提供可靠支撑。

三、九香虫提取物的抗突变作用

前文所述是利用九香虫提取物或抗菌肽直接作用于人类的肿瘤细胞，主要关注如何来控制癌瘤的发展，也有学者关注癌变发生前突变的产生，即检测九香虫提取物的抗突变作用。姚艳清等对蚕豆根尖样本分别进行环磷酰胺、蒸馏水、九香虫提取物、九香虫提取物+环磷酰胺等处理，采用蚕豆根尖细胞微核技术，测定九香虫提取物抗环磷酰胺诱变的遗传效应。实验证实九香虫提取物对正常蚕豆根尖细胞微核率有显著的抑制作用，抑制率达50%；对环磷酰胺诱导的蚕豆根尖细胞微核率同样有显著的抑制作用，其抑制率达到60%以上。因此，九香虫提取物可有效抑制环磷酰胺诱导的蚕豆根尖细胞微核的产生，有抗突变性，提示九香虫提取物对肿瘤的防治具有积极的作用。

参 考 文 献

侯晓晖，孙廷，李晓飞. 2012.九香虫三氯甲烷浸提物对两种癌细胞增殖和周期的影响[J].中成药，34（12）：2058-2061.

侯晓晖，孙廷，李晓飞.2013.九香虫粗提物对SGC-7901和HepG2细胞增殖及细胞周期的影响[J].时珍国医国药，24（1）：108-109.

蒋三俊.1990.我国抗癌昆虫药材[J].中药材，13（11）：12-14.

刘川燕，张莉，侯晓晖，等.2014.九香虫的石油醚及甲醇粗提物对SGC-7901细胞增殖和细胞周期的影响[J].山东医药，54（6）：32-34.

刘庆芳.2002.九香虫现代临床研究与应用[J].河南大学学报（医学科学版），4（20）：66-67.

檀军，郭建军，魏超，等.2013.九香虫血淋巴对胃癌SGC-7901细胞体外增殖的抑制作用[J].山地农业生物学报，32（2）：119-122.

吴立军.2011.天然药物化学[M].第6版.北京：人民卫生出版社：21-24.

杨抚华.2011.医学细胞生物学[M].第6版.北京：科学出版社：166-167.

杨佳琪，檀军，曹米兰，等.2017.CCK-8法检测九香虫血淋巴对人乳腺癌MCF-7细胞增殖的抑制作用[J].环境昆虫学报，39（1）：193-197.

杨勤建，雷良蔚，潘希雄，等.1999.中药复方香龙散（含药血清）诱导人胃癌细胞凋亡的研究[J].湖北中医学院学报，1（1）：43-44.

叶苓，林美熙.2003.虫类本草[M].北京：中国医药科技出版社：52-53.

第十一章
九香虫的镇痛作用

疼痛（pain）是一种复杂的生理心理活动，是临床上最常见的症状之一。现代医学认为的疼痛机制是由一定的刺激（伤害性刺激）作用于外周感受器（伤害性感受器），换能后转变成神经冲动，通过传入神经进入中枢神经系统，经脊髓、脑干间脑继而直到大脑边缘系统和大脑皮质，通过各级中枢整合后产生疼痛感觉和疼痛反应。它包括伤害性刺激作用于机体所引起的痛感觉，以及机体对伤害性刺激的痛反应，如躯体运动性反应和（或）内脏植物性反应，常伴随强烈的情绪色彩。刀割、棒击等机械性刺激，电流、高温和强酸、强碱等物理化学因素均可成为伤害性刺激，组织细胞发炎或损伤时释放入细胞外液中的钾离子、5-羟色胺、乙酰胆碱、缓激肽、组胺等生物活性物质亦可引起疼痛或痛觉过敏。受损局部前列腺素的存在加强这些化学物质的致痛作用，从而抑制前列腺素合成，具有此镇痛作用的药物，如阿司匹林。痛觉也是机体对各种伤害性刺激做出的防御性保护反应，不能见痛就止。同时，剧烈疼痛不仅给患者带来痛苦和紧张不安等情绪反应，还可引起机体生理功能紊乱，甚至诱发休克。因此，控制疼痛是临床上药物治疗的主要目的之一。

临床上疼痛主要分为急性疼痛和慢性疼痛两大类，不同类型疼痛的发生机制及治疗手段不尽相同。慢性神经痛继发于外周或中枢神经损伤，表现有自发疼痛（spontaneous pain）、痛觉过敏（hyperalgesia）及痛觉超敏（allodynia）等，是一种神经系统损伤引起的慢性疼痛，治疗手段繁多，但疗效并不令人满意，究其原因主要是对慢性疼痛的发生发展机制认识不足，且已知的科研成果尚未转化为临床治疗手段。药物治疗仍是现在疼痛治疗的主要手段，应在已知疼痛发生机制的基础上筛选传统中药的有效成分，并基于分子药理机制不断研发新的靶向治疗药物。

九香虫是我国传统的虫类中药，在《中华人民共和国药典》中记载，归肝、脾、肾经，功能为理气止痛、温中助阳，用于胃寒胀痛、脾胃气痛、肾虚阳痿、腰膝酸痛等症。目前，九香虫在中医临床上与其他药物配伍后，广泛应用于癌痛、胃痛等各类疼痛，具有明显的镇痛作用。季柏新等研制的主药由九香虫、广木香组成的药方，具有解痉止痛作用，临床上主要用于胃肠疼痛、胆绞痛等病的治疗。李氏验方"加味小承气汤"，处方组成是以九香虫与大黄、枳实、厚朴、槟榔、青皮、木香、炙甘草为伍，主要适用于胆汁反流性胃炎，可有效缓解疼痛，改善消化道的内环境，对促进炎性渗出物的吸收、清除局部瘀腐等有很好的作用。

九香虫用于治疗疼痛方面的组方和临床应用虽多，但是对其镇痛机制研究尚属空白，在一定程度上阻碍了其临床运用和推广。近年来，笔者对九香虫干预神经病理性疼痛的作用及机制方面展开了初步探索研究，包括疼痛的行为学及相关受体蛋白的表达情况，为传统虫类中药九香虫"理气止痛"之说提供进一步的理论及实验依据，并为药物的进一步开发利用提供基础。

一、镇痛的常用研究方法

目前，常用的研究药物镇痛的实验方法有以下几种：①热板刺激法。小鼠受到热刺激产生痛感而表现为舔后足，然后用镇痛药对抗。②电刺激法。小鼠受到电刺激产生痛感而发出嘶叫声，然后用镇痛药对抗。③化学刺激法（扭体法）。应用一些化学刺激物注入小鼠腹腔内，引起深部大面积而较持久的疼痛刺激，致使小鼠产生"扭体反应"，即腹部内凹，躯干和后肢伸长，臀部高起。④鼠尾压痛法。一般评价外周性镇痛作用常用热板刺激或机械刺激等方法。

二、镇痛后行为学变化

观察Sprague-Dawley（SD）大鼠在外周神经慢性结扎性损伤（chronic constriction injury，CCI）手术所引发慢性神经病理痛前后热痛阈和机械痛阈的变化。通过给予慢性神经痛大鼠（以下称CCI大鼠）含10%九香虫的整虫粉碎的常规饲料，观察CCI大鼠与正常大鼠热痛阈和机械痛阈的改变情况，探讨九香虫对CCI大鼠的镇痛作用，为临床治疗慢性神经痛提供新的药物。

由于笔者仅进行初步的实验研究，没有严格按照实验动物分组要求，现仅将初步的研究结果展示，以期为后续研究奠定基础和提供思路。具体方法为将雄性SD大鼠随机分为模型对照组和九香虫干预组，各组于术前（0天）及术后3天、5天、7天、10天、12天、14天分别测量大鼠患侧足机械缩足反射阈值（MWT）和热缩足反射潜伏期（TWL）。通过对SD大鼠疏松结扎右侧坐骨神经后成功复制出慢性神经痛动物模型，建模成功的大鼠，其热痛阈和机械痛阈均下降，CCI术后第14天热痛阈和机械痛阈下降至最低值，与正常大鼠热痛阈和机械痛阈比较差异具有统计学意义，进一步说明疼痛模型造模成功及九香虫干预具有一定的镇痛作用。

三、镇痛后疼痛相关受体变化

细胞外的三磷酸腺苷（adenosine 5′-triphosphate，ATP）通过与细胞膜上嘌呤受体（purinoceptor）结合，促进疼痛在外周和中枢的传递，其中P2X3受体亚型是嘌呤受体中一个主要传递疼痛信息的受体。中脑导水管周围灰质（midbrain periaqueductal gray，PAG）在疼痛信息传递中处于承上启下的关键部位，是机体内源性疼痛调制系统（endogenous pain modulatory system）的一个重要组成部分，高位中枢神经系统对疼痛信息的调制往往通过对PAG功能的调节实现。

有学者对P2X3和P2X7两种受体进行研究，发现在疼痛发生过程中两者的表达水平有所增加，认为这两种受体在疼痛耐受方面起一定的作用。李尤艳等观察右美托咪定（DEX）对烧伤疼痛大鼠的镇痛作用及P2X3受体在外侧中脑导水管周围灰质（lateral periaqueductal gray，lPAG）表达的影响。实验将SD大鼠随机分为正常组、假烧伤组、烧伤组、烧伤+DEX1组及烧伤+DEX2组，其中烧伤+DEX1组和烧伤+DEX2组分别给予腹腔注射10μg和30μg DEX，同时，利用von Frey纤维检测大鼠机械痛阈，免疫组织化学法检测大鼠在烧伤前后及注射DEX后lPAG中P2X3受体表达变化，并观察lPAG中微量注射P2X3受体拮抗剂A-317491对DEX镇痛作用的影响。研究显示，烧伤疼痛大鼠在行为学上表现为机械痛阈下降，且腹腔注射DEX后烧伤疼痛大鼠机械痛阈升高伴lPAG中P2X3受体表达上调，但是lPAG微量注射P2X3受体特异性拮抗剂A-317491后可部分翻转DEX的镇痛作用。因此，腹腔注射DEX通过上调烧伤疼痛大鼠lPAG中P2X3受体表达，增强机体内源性下行镇痛系统的作用，对烧伤疼痛产生镇痛作用。

另外，肖智等研究电针耐受大鼠lPAG的P2X7受体表达变化并探讨其拮抗剂（A-740003）在电针耐受中的作用。实验将SD大鼠分为对照组、假电针组、电针耐受组、正常+生理盐水组、正常+A-740003组、电针耐受+生理盐水组、电针耐受+A-740003（1nmol、10nmol、100nmol）组，首先对电针耐受组大鼠给予连续电针刺激6天，检测大鼠机械痛阈变化百分数，并应用免疫组织化学法检测电针刺激后第6天大鼠lPAG中P2X7受体蛋白表达情况，然后在电针耐受大鼠lPAG中注射不同剂量的A-740003后再次电针刺激，观察A-740003对电针耐受的影响。研究发现，多次电针刺激后，大鼠机械痛阈变化百分数逐渐减少且伴lPAG中P2X7受体的表达增多，A-740003可翻转电针耐受的形成。结果显示，lPAG中P2X7受体活化促进大鼠电针耐受形成。

笔者开展的实验研究在前期造模成功的基础上，观察CCI大鼠手术后所引发慢性神经痛前后lPAG和脊髓中三种受体P2X3、P2X4和P2X7的表达变化。通过给予CCI大鼠含九香虫的饲料进行干预，再检测lPAG和脊髓中的三种受体表达变化，探讨上述受体表达与九香虫镇痛的关系，为临床药物治疗慢性神经痛提供新的理论依据。具体方法如下：首先建立SD大鼠慢性右侧坐骨神经结扎性损伤模型，通过免疫组织化学技术观察lPAG和脊髓中P2X3、P2X4和P2X7三种受体的表达变化。通过对SD大鼠疏松结扎右侧坐骨神经后成功复制出慢性神经痛动物模型，CCI大鼠PAG和脊髓中P2X3受体、P2X4受体和P2X7受体阳性表达与正常大鼠比较有轻度上调，主要阳性表达部位在lPAG。在给予CCI大鼠九香虫干预后，伴随P2X3受体、P2X4受体和P2X7受体在CCI大鼠lPAG表达上调，CCI大鼠痛阈明显升高（图11-1～图11-6，见彩图）。因此，外周神经（坐骨神经）损伤可导致SD大鼠热痛阈和机械痛阈值下降，CCI大鼠lPAG和脊髓的P2X3受体、P2X4受体和P2X7受体阳性表达上升；给予CCI大鼠九香虫饲料后可引起其热痛阈和机械痛阈值的升高。综上所述，lPAG和脊髓中的三种受体在疼痛调节中起抑制作用，九香虫干预通过上调P2X3受体、P2X4受体和P2X7受体表达加强机体内源性镇痛系统作用，缓解CCI大鼠神经痛症状。

由于疼痛对人类健康危害极大，已被确认为继呼吸、脉搏、体温、血压四个生命体征之后的第五大生命指征，给患者带来身体和精神上的折磨与恐惧，

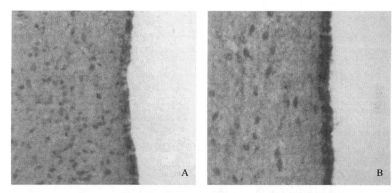

图11-1　九香虫对CCI前后大鼠lPAG中P2X3受体表达的影响（见彩图11-1）
A.外周神经慢性结扎性损伤组，即模型组；B.外周神经慢性结扎性损伤后九香虫干预组，即干预组

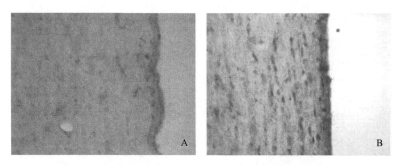

图11-2　九香虫对CCI前后大鼠lPAG中P2X4受体表达的影响（见彩图11-2）
A.外周神经慢性结扎性损伤组，即模型组；B.外周神经慢性结扎性损伤后九香虫干预组，即干预组

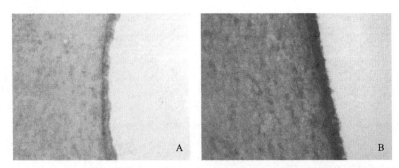

图11-3　九香虫对CCI前后大鼠lPAG中P2X7受体表达的影响（见彩图11-3）
A.外周神经慢性结扎性损伤组，即模型组；B.外周神经慢性结扎性损伤后九香虫干预组，即干预组

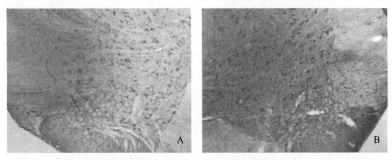

图11-4　九香虫对CCI前后大鼠脊髓中P2X3受体表达的影响（见彩图11-4）
A.外周神经慢性结扎性损伤组，即模型组；B.外周神经慢性结扎性损伤后九香虫干预组，即干预组

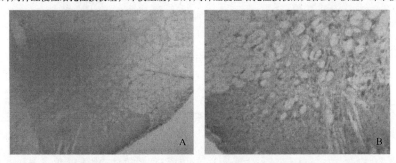

图11-5　九香虫对CCI前后大鼠脊髓中P2X4受体表达的影响（见彩图11-5）
A.外周神经慢性结扎性损伤组，即模型组；B.外周神经慢性结扎性损伤后九香虫干预组，即干预组

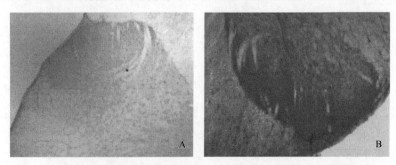

图11-6　九香虫对CCI前后大鼠脊髓中P2X7受体表达的影响（见彩图11-6）
A.外周神经慢性结扎性损伤组，即模型组；B.外周神经慢性结扎性损伤后九香虫干预组，即干预组

极大地影响人们的生活质量，带来经济负担的同时已成为严重的社会问题。因此，对疼痛机制的探索一直是临床医学和神经科学研究的热点和难点。当前，临床主要采用阿片类药物、非甾体抗炎药、抗抑郁类药物或抗癫痫类药物治疗烧伤疼痛患者，但长时间使用上述药物可能引起药物耐药和严重的毒副作用。

文献报道，嘌呤受体参与神经病理性疼痛和炎症性疼痛等急、慢性疼痛信号的调制，其中P2X3受体亚型在疼痛调节机制中的作用受到广泛关注。研究提示，PAG中P2X3受体活化可激活机体内源性镇痛系统，对神经病理性疼痛产生镇痛作用。通过对正常SD大鼠足底注射P2X3受体激动剂（α，β-meATP）后大鼠仅表现出轻微的疼痛反应，且离体实验研究发现，去甲肾上腺素（noradrenaline，NA）可上调培养的背根神经节神经元上P2X3受体表达，P2X3受体激动剂（α，β-meATP）可加大NA诱发的神经元放电频率，其机制可能为NA与受体结合后，激活Ca^{2+}依赖的cAMP反应元件结合蛋白（CREB）磷酸化，促进P2X3受体基因的表达。前文所述，正常大鼠lPAG中仅有少量P2X3受体阳性表达，而大鼠烧伤后lPAG中P2X3受体阳性表达增多，可能是外周伤害性信息上传后促进了机体内源性镇痛系统的作用，并引起lPAG中P2X3受体表达增加。而给烧伤疼痛大鼠腹腔注射镇痛药物（DEX）后，大鼠机械痛阈值提高且lPAG中P2X3受体表达与单纯烧伤疼痛大鼠比较显著上调，说明腹腔注射DEX可以促进烧伤大鼠P2X3受体在lPAG中的表达。进一步研究发现，在烧伤疼痛大鼠lPAG中微量注射P2X3受体特异性阻断剂A-317491阻断PAG中P2X3受体功能后，DEX对烧伤疼痛大鼠的镇痛作用显著性减弱，说明其镇痛作用至少部分通过上调PAG中P2X3受体的表达和功能实现。

笔者的研究中利用九香虫对CCI手术的SD大鼠进行干预，发现其lPAG和脊髓中的P2X3等三种受体阳性表达均增多，提示PAG中的P2X3、P2X4、P2X7三种受体介入了九香虫对CCI手术大鼠疼痛的镇痛过程，为临床采用九香虫治疗神经病理性疼痛提供了新的理论依据，但其激活PAG中不同受体的具体信号机制还需进一步研究明确。另外，研究中笔者选用的是九香虫粉末直接食用，并非药物的水提取液或中药的有效成分进行镇痛实验，故九香虫镇痛作用的有效成分及机制的研究还需深入探索，将为九香虫的研究工作开辟一个新的领域和方向，对以后的实验课题的开展具有一定的指导意义。利用中药止痛具有不良反应少、无耐药性等优势，可以缓解人们在疾病中的疼痛，将中药与现代医学更好地结合起来，采用多种实验模型、严格标准的评价方法及深入研究疼痛发生机制等对九香虫等中药的镇痛作用进行更加透彻的研究，发掘其在现代临床医学中更大的作用，使中药的发展与应用走向国际化。

参 考 文 献

季柏新，程丑夫，张绪生，等.1990.止痛灵的药理研究[J].湖南中医学院学报，10（3）：157-159.

李斯文，王云.1999.九香虫配伍治疗胆汁返流性胃炎[J].云南中医学院学报，22（2）：38-39.

李尤艳，肖智.2015.右美托咪定镇痛作用涉及中脑导水管周围灰质P2X3受体激活[J].中国疼痛医学杂志，21（7）：489-494.

李招胜，林洪，沙漠，等.2013.神经病理性疼痛的药物治疗研究进展[J].中国临床药理学与治疗学，18（9）：1076-1080.

刘钰，何永恒.2017.疼痛机制的分子生物学研究进展[J].中华中医药学刊，35（2）：373-377.

宋莉，宋学军.2015.慢性疼痛的研究模型、外周和脊髓机制及临床治疗进展[J].中国疼痛医学杂志，21（1）：2-7.

肖智.2010.中脑导水管周围灰质P2X3受体在电针镇痛中的作用[D].重庆：第三军医大学.

肖智，李尤艳.2016.中脑导水管周围灰质P2X7受体在大鼠电针耐受中的作用[J].中国疼痛医学杂志，22（2）：89-94.

辛浩琳，郑宝森.2008.癌性疼痛与多模式治疗[J].实用疼痛学杂志，4（6）：462-465.

徐城，杨晓秋，刘丹彦.2015.常用的疼痛评估方法在临床疼痛评估中的作用[J].中国疼痛医学杂志，21（3）：210-212.

张涓，王园，赵静，等.2014.理气药镇痛作用的文献再评价[J].陕西中医学院学报，37（3）：86-88.

第十二章
九香虫的抗菌作用

　　抗菌（anti-microbial）是一个泛指名词，包括灭菌、杀菌、消毒、抑菌、防霉、防腐等，即采用化学方法或物理方法杀灭细菌或阻碍细菌生长繁殖的过程，是杀菌和抑菌的统称。目前，抗生素给人类健康提供了很大保障，解决了以往无法治愈的许多疾病，抗生素在人类健康史上扮演着十分重要的角色，对其需求量正在逐步扩大。随着抗生素的大范围应用，给人类发展过程中的保健、医疗、工农业生产提供了新的途径。但是，随着抗生素的长期大量使用，其不良反应也逐渐出现，包括过敏反应、肝肾毒性、造血及骨骼损害、神经毒性及局部反应等。因此，随着人们对抗生素的需求越来越多，寻求新型的抗生素及替代品也变得十分急迫。

　　昆虫来源的抗生素类物质主要是抗菌肽，迄今为止自蝽科昆虫中分离出多种物质均具有抗菌作用，如红尾碧蝽 Palomena prasina Linnaeus 诱导产生的梅氏抗菌肽 I、II A、II B、III 及碧蝽防卫素，小皱蝽 Cyclopelta parva Distant 直接分离提取或诱导产生的 AMP-1、AMP-2 等。吴玛莉等对九香虫血淋巴及其血淋巴蛋白质分离物的抗菌活性进行了研究，抗菌活性检测提示菌为大肠杆菌 Escherichia coli 和金黄色葡萄球菌 Staphylococcus aureus。测定结果表明九香虫血淋巴及其离心上清液都具有明显的抗菌活性，用凝胶过滤法从血淋巴蛋白分离提纯获得的一种小分子肽也对上述两种细菌有抑菌作用，与血淋巴的抗菌性一致，表明其是九香虫血淋巴中具抗菌作用的主要物质之一。赵柏松等采用直接离心法、匀浆法和浸提法3种方式提取九香虫血淋巴，并分别检测每种提取法所得上清液、下层液体和沉淀物质的抑菌活性，检测出10种试验菌的抑菌圈直径均大于0.7cm，且对革兰氏阳性菌的抑菌活性［最小抑菌浓度（minimal inhibitory concentration，MIC）=16］强于革兰氏阴性菌（MIC=8）。研究发现匀浆和浸提得到的血淋巴上清液的抑菌活性低于直接离心提取到的血淋巴上清液，而上清液的抑菌活性高于沉淀物质和下层液体抑菌活性。前人已证明九香虫血淋巴中含有抗菌物质，但是尚未分离纯化出有效的抗菌成分，故李尚伟等用大肠杆菌和金黄色葡萄球菌混合物作诱导源刺激九香虫产生抗菌肽，对血淋巴进行提取、凝胶过滤层析、固相萃取及反相色谱纯化、活性组分经质谱测定,获得一种九香虫抗菌肽CcAMP1,它由17个氨基酸残基组成,分子质量为1997.37U,带1个正电荷,表面有5个疏水氨基酸。最后对分离得到的抗菌肽进行人工合成,并进行抗菌活性检测,表明该抗菌肽与九香虫血淋巴一样对金黄色葡萄球菌等革兰氏阳性菌和大肠杆菌等革兰氏阴性菌都有较好的抗菌活性,且对革兰氏阴性菌的抗菌活性更强,为进一步开发九香虫抗菌肽资源及深入挖掘九香虫的药用功能奠定了基础。

一、九香虫血淋巴制备

如前所述,可通过不同方法获取九香虫的血淋巴,如直接离心法、匀浆法、注射器抽取法和浸提法等,但是注射器抽取法操作烦琐、提取量小,不适合大规模取样,而匀浆法和浸提法虽然操作简便,但是提取的血淋巴活性大大降低,因此,这里主要介绍一种高效且不降低抗菌肽活性的提取方法。

直接离心法:将九香虫的头、足和翅部分去除,再剖开虫体,将两部分分别撕成小块。自制一个血淋巴收集器,由5ml内管和10ml外管组成,内管下方留孔且内垫纱布,外管用来收集血淋巴。将虫放入血淋巴收集器的内管中,在冷冻离心机中10 000r/min离心20min,外管中收集到的淡黄色液体即为九香虫血淋巴。

二、九香虫血淋巴原血抗菌谱测定

采用琼脂平板扩散法测定九香虫血淋巴的抗菌活性谱,分别将金黄色葡萄球菌等菌株在50ml卢里亚-贝尔塔尼(Luria-Bertani,LB)液体培养基中培养至对数生长期,取100μl菌液用LB液体培养基稀释至1ml,取20μl涂布在LB平板上。用灭菌的200μl吸头在平板上打孔,将15μl血淋巴加入孔内,37℃倒置培养10～12h,测量抑菌圈的大小,以抑菌圈直径表示抑菌活性的强弱。

九香虫血淋巴原血对实验菌均有较强的抗菌活性,其抑菌圈直径大于有效范围0.7cm。研究发现,九香虫血淋巴对藤黄微球菌、金黄色葡萄球菌、枯草芽孢杆菌和肺炎链球菌等革兰氏阳性菌抑制作用明显,抑菌活性高于大肠杆菌、青枯假单胞菌、铜绿假单胞菌、伤寒沙门菌、痢疾志贺菌和粘质沙雷菌等革兰氏阴性菌(表12-1)。

三、九香虫血淋巴原血的最小抑菌浓度测定

分别将金黄色葡萄球菌等菌株在LB液体培养基中培养至对数生长期,然后涂板、打孔。将血淋巴原血用昆虫生理盐水(130mmol/L NaCl、5mmol/L KCl、1mmol/L CaCl$_2$)进行1:1系列稀释后,依次向每个平板的孔内加15μl,37℃倒

表 12-1　九香虫血淋巴原血的抗菌谱

类型	细菌名称	抑菌圈直径（cm）
革兰氏阳性菌	金黄色葡萄球菌 *Staphylococcus aureus*	3.4
	藤黄微球菌 *Micrococcus luteus*	5.4
	枯草芽孢杆菌 *Bacillus subtilis*	4.0
	肺炎链球菌 *Streptococcus pneumoniae*	4.7
革兰氏阴性菌	大肠杆菌 *Escherichia coli*	3.0
	青枯假单胞菌 *Pseudomonas solanacearum*	2.2
	铜绿假单胞菌 *Pseudomonas aeruginosa*	2.4
	伤寒沙门菌 *Salmonella typhi*	1.7
	痢疾志贺菌 *Shigella dysenteriae*	3.0
	粘质沙雷菌 *Serratia marcescens*	2.3

置培养 10～12h。以不能形成抑菌圈的第 1 个平板孔内血淋巴浓度为该实验菌的最小抑菌浓度（MIC），即能抑制实验菌生长的最高稀释度。

九香虫血淋巴原血对上述革兰氏阳性菌的 MIC 值均为 16，对上述革兰氏阴性菌的 MIC 值均为 8，前者明显高于后者。

四、不同方法提取的血淋巴抑菌活性比较

1.血淋巴上清液抑菌效果　用匀浆法和浸提法提取的九香虫血淋巴上清液对两种指示菌均具有抑菌活性，但抑菌效果均低于直接离心法提取的血淋巴上清液（即血淋巴原血）。匀浆液上清的抑菌效果优于浸提液上清的抑菌效果，尤其表现在对革兰氏阴性菌的抑制效果上（表 12-2）。理论上来讲，不同方式提取的血淋巴上清液主要成分上并不存在大的差异，其抑菌活性上的差别可能来源于肽类物质在提取过程中的失活或分解。

表 12-2　不同方法提取血淋巴的抗菌活性

提取方法	细菌名称	抑菌圈直径（cm）
直接离心提取法	大肠杆菌	3.0
	金黄色葡萄球菌	3.4
匀浆法	大肠杆菌	2.2
	金黄色葡萄球菌	3.1
浸提法	大肠杆菌	1.2
	金黄色葡萄球菌	2.6

2.血淋巴下层物质抑菌效果　三种方式提取的九香虫血淋巴离心后除上清液以外的下层物质（下层液体和沉淀）均立即呈现黑色，可能是酚氧化酶在血淋巴

与空气接触时引起氧化造成的，且两者均具有抑菌活性。

综上所述，无论是从九香虫中分离纯化的抗菌肽，还是九香虫的全虫、血淋巴或蛋白质，在体外实验中都具有较强的抗菌作用，且对革兰氏阳性菌和革兰氏阴性菌均有活性，包括大肠杆菌、金黄色葡萄球菌、枯草芽孢杆菌、痢疾志贺菌、肺炎链球菌、粘质沙雷菌、青枯假单胞菌、伤寒沙门菌、藤黄微球菌、铜绿假单胞菌、甲型副伤寒沙门菌、福氏志贺菌等。

在昆虫的成功进化过程中，高效的抑菌防御反应体系功不可没。昆虫的免疫系统由于不具有高等动物那样高度专一的免疫体系，缺乏B淋巴细胞和T淋巴细胞，无免疫球蛋白及抗体产生，因而由抗菌肽作为其宿主防御机制中的主要成分。昆虫血淋巴对侵入体腔的病原或其他异物具有免疫作用，其免疫系统包括细胞免疫和体液免疫，细胞免疫反应主要包括血细胞对异物的吞噬作用和包裹作用等，体液免疫主要包括体液中原有的物质（如溶菌酶、酚氧化酶等）和诱导产生的物质（低分子量蛋白质、肽类）对病原等外源物产生的复杂多样的免疫作用。人们很早就理解了昆虫抗菌防御反应的效力，1896年Cuénot等详细总结了昆虫寄主防御中吞噬作用的研究成果，1918年Glaser等发现，除吞噬作用外，昆虫还能依靠体液防御反应清除侵入体内的病原体。

虽然九香虫自身体液中也存在一定的抗菌肽水平，但是用细菌进行诱导后提取的血淋巴抑菌效果明显增强，且通过不同方法提取血淋巴的抑菌物质存在失活现象。离心方法获得的各层组分均有强弱不等的抗菌作用，这些抑菌物质可能是抗菌肽、溶菌酶或酚氧化酶的类似物。昆虫抗菌肽通常具有热稳定性强、水溶性好、无免疫原性、强碱性、抗菌谱广等特点，不仅对细菌和真菌有广谱杀灭作用，而且对病毒、原虫及癌细胞也有杀伤作用。因此，有效分离九香虫血淋巴中的抗菌肽物质，可为九香虫资源的充分利用及开发新一代抗生素药物奠定基础。

参 考 文 献

程振横，梁子才.1990.亚洲玉米螟血淋巴中酚氧化酶的研究[J].昆虫学报，33（4）：424-429.

程振横，梁子才.1991.亚洲玉米螟幼虫血淋巴的免疫反应[J].昆虫学报，34（2）：141-145.

邓超，王联结.2008.阳离子抗菌肽的研究进展[J].中国生物工程杂志，28（6）：100-107.

国家中医药管理局中华本草编委会.1999.中华本草（第9册）[M].上海：上海科学技术出版社：173-174.

杭三保，陆自强.1991.二化螟幼虫被二化螟绒茧蜂寄生后血淋巴的生理生化变化[J].昆虫学报，34（4）：427-432.

洪月光，张敬.2000.九香岩痛宁治疗癌痛疗效观察[J].河北中医药学报，15（1）：19-20.

黄自然，郑庭辉，梁怡章，等.1986.柞蚕抗菌肽的抑菌效应[J].科学通报，31（14）：1107-1109.

江苏新医学院.1977.中药大辞典（上册）[M].上海：上海科学技术出版社：45-46.

刘小雨，李国菁，张鹏，等.2006.从肝治心方促血管生成作用及其对缺血心肌血管内皮生长因子、Ang-1蛋白表达的调节[J].中国临床康复，10（23）：76-80.

时超美.2000.昆虫酚氧化酶原活化及其在免疫中的作用[J].昆虫知识，37（5）：310-314.

王琛柱.2000.我国昆虫生理学的研究与展望[J].昆虫知识，37（1）：12-17.

吴玛莉，金道超.2005.九香虫血淋巴及其纯化蛋白抑菌活性的研究[J].昆虫知识，42（3）：315-318.

吴小锋，徐俊良，崔为正.1998.家蚕血液过氧化氢酶活力及其与蚕体抗逆性的关系[J].昆虫学报，41（2）：124-129.

肖静伟，王戎疆，李绍文，等.1996.蜂王浆中一种有抗菌活性的小肽[J].昆虫学报，39（2）：133-140.

Chernysh S，Cociancich S，Briand JP，et al.1996.The inducible antibacterial peptides of the hemipteran insect *Palomena prasina*：identification of a unique family of proline-rich peptides and of a novel insect defensins[J].J Insect Physiol，42（1）：81-89.

Cociancich S，Dupont A，Hegy G，et al.1994.Novel inducible antibacterial peptides from a hemipteran insect，the sap-sucking bug *Pyrrhocoris apterus*[J].J Biol Chem，300（2）：567-575.

Cuénot L.1896.Etudes physiologiques sur les crustackes decapodes[J].Arch Biol Liège，14：293-341.

Engstrom A，Xanthopoulos KG，Boman HG，et al.1985.Amino acid and cDNA sequences of lysozyme from *Hyalophora cecropia*[J].Embo J，4（8）：2119-2122.

Fehlbaum P，Bulet P，Chernysh S，et al.1996.Structure activity analysis of thanatin，a 21-residue inducible insect defense peptide with sequence homology to frog skin antimicrobial peptides[J].Proc Natl Acad Sci U S A，93：1221-1225.

Glaser RW.1918.On the Existence of Immunity Principles in Insects[J].Psyche，25：38-46.

Qu XM，Steiner H，Engstrom A，et al.1982.Insect immunity：isolation and structure of cecropins B and D from pupae of the Chinese oak silk moth，*Anthevaea pernyi*[J].Eur J Biochem，127（1）：219-224.

Sun S C，Asling B，Faye I.1991.Organization and expres-sion of the immunoresponsive lysozyme gene in the giant silk moth *Hyalophora cecropia*[J].J Biol Chem，266（10）：6644-6649.

第十三章
九香虫的抗凝血作用

九香虫在中医临床中用于血管性头痛等治疗，主要利用其活血化瘀、行气止痛的功效。高文武等自拟"地甲猬虫汤"治疗不同类型的血管性头痛效果良好，其药物组成包括九香虫、地龙、蝉蜕、郁金、当归、鸡血藤、木香、青皮、川芎等。周世明等利用方药治疗血管性头痛，组方中虽不含九香虫，但是根据病患的症状体征实施加减组方，如久痛不止者需加九香虫等，由于久病则必瘀、必虚，瘀则阻络，虚则清阳不升，清宫失利，治当举阳益气，化瘀散寒通络。另外，九香虫单独外用可治疗血管瘤，简便易行、安全有效，值得推广。由此可见，九香虫用于中医治疗血管性头痛和血管瘤有效，但是缺乏现代药理学的数据支持，并且其治疗相关疾病的机制尚未明确。

为了探究九香虫在纤溶和血管性头痛等方面的作用，高源等从抗凝血作用出发，开展小鼠体内抗凝实验及家兔体外血小板聚集实验，对九香虫水煎液的抗凝作用进行验证，以期为临床用药提供科学依据。

一、九香虫水煎液制备

精密称定九香虫药材粗粉，加入8倍量蒸馏水室温浸泡30min，煎煮并保持微沸30min，过滤，残渣加8倍量蒸馏水再煎煮30min，过滤，合并滤液，水浴浓缩制备成含生药0.5g/ml的水煎液，分装于5ml塑料试管，冻存。临用前室温解冻，用蒸馏水稀释。

二、毛细玻璃管法测定小鼠全血凝血时间

1.对正常小鼠凝血时间的影响　将雄性小鼠随机分为对照组、阳性组和九香虫各剂量组（即低、中、高、大、更大组分别含生药量为1.5mg/ml、2.5mg/ml、5mg/ml、50mg/ml、80mg/ml），连续灌胃给药4天，实验前禁食12h，末次给药后1h，用内径为1mm的玻璃毛细管在小鼠眼眶静脉丛中取血，至毛细玻璃管血柱约5cm为止。每隔30s左右折断毛细玻璃管一小段，检查有无凝血丝出现，以毛细管采血到凝血丝出现的时间为凝血时间。

以九香虫水煎液对小鼠灌胃给药后，小鼠的凝血时间有明显的延长作用，呈现量效关系，且其显效剂量很小。高剂量组（0.1g/kg）的药效与阳性药复方丹参滴丸相近，但当剂量升高至1g/kg及以上时，发现作用效果呈下降趋势，提示九香虫起活血化瘀作用的有效成分在高浓度的情况下可能起反作用。因此，九香虫以活血化瘀为目的时，临床服用剂量不宜过大。

2. 对寒凝血瘀模型小鼠凝血时间的影响 将上述小鼠的对照组、阳性药组和九香虫低、中、高剂量组继续灌胃给药3天，第2天给药后，各组小鼠均于头颈背部皮下注射盐酸肾上腺素0.1ml/10g，共2次，每次间隔4h，在2次注射之间（前后各间隔2h）将小鼠浸入冰水浴中游泳5min。第3天给药后1h，进行凝血时间测试。

用肾上腺素加冰水浴法造成小鼠寒凝血瘀，属于采用复合因素的寒凝血瘀急性造模的方法。在给小鼠冰水浴的基础上，加上肾上腺素皮下注射，可使外周血管强烈收缩，心脏后负荷增加，心肌耗氧代谢增加，心功能逐渐下降，导致血液运行障碍。因此，与空白组相比，造模小鼠凝血时间均有大幅度下降，提示模型成功。

九香虫也可延长寒凝血瘀模型小鼠的凝血时间，效果与正常小鼠组类似。九香虫水煎液中、高剂量组与阳性药物组比较无统计学差异，说明对寒凝血瘀模型小鼠的凝血时间有明显的延长作用且呈现量效关系。因此，在抗凝血方面九香虫与复方丹参滴丸的疗效一致，可以作为临床药物选用。

三、家兔血小板聚集实验

雄性家兔用柠檬酸普鲁卡因局部麻醉，颈动脉插管采血，3.8%柠檬酸钠抗凝。不同方法离心分别制备血小板含量不同的两种血浆。实验设对照组和高、中、低给药组，预热后移入测试区，加入二磷酸腺苷后开始测试，记录6min的最大聚集率：

$$血小板聚集抑制率（\%）= \frac{对照组血小板最大聚集率-给药组血小板最大聚集率}{对照组血小板最大聚集率} \times 100\%$$

九香虫水煎液对二磷酸腺苷诱导的家兔血小板聚集有抑制作用，其作用呈现量效关系。九香虫低剂量组已基本无抗凝血作用，中剂量组与阿司匹林肠溶片的抑制血小板聚集作用接近，而高剂量组的血小板聚集抑制率高于阳性药物组，为最高。因此，九香虫水煎液在抗凝血方面具有潜在的应用价值，有可能作为相关临床药物开发利用。

四、体外溶血与聚集实验

1.九香虫供试液配制　按照常规方法制作九香虫水煎液（以生药量计每毫升含1.2g九香虫），备用。实验前用0.9%氯化钠溶液将其依次稀释成0.6g/ml、0.3g/ml、0.1g/ml、50mg/ml、25mg/ml、12.5mg/ml的溶液，即供试品。

2.红细胞悬液的制备　家兔颈动脉取血8～10ml，除去纤维蛋白原，加入生理盐水离心去上清，再按照上述方法洗涤3～4次，至上清液不显红色为止。将红细胞用生理盐水配制成2%的混悬液，备用。

3.溶血与凝聚实验　实验设置阳性、阴性对照及九香虫供试品管，在2%的红细胞悬液2.5ml中分别加入蒸馏水、生理盐水和不同浓度的九香虫溶液，混匀后静置使自然沉降。判定标准：若溶液呈澄明红色，管底无或仅有少量红细胞残留，表示有溶血发生；若上清液无色澄明，表明无溶血发生；若有棕色絮状沉淀，振摇后不分散，表明有红细胞凝聚，再进一步判定为真凝聚还是假凝聚。

阳性对照管中溶液呈澄明红色，发生溶血；阴性对照管红细胞全部下沉，上清液体无色澄明，无溶血发生；部分九香虫水煎液对兔红细胞有溶血作用，当供试品溶液浓度为1.2g/ml、0.6g/ml、0.3g/ml时，可见明显的溶血现象。

综上所述，九香虫的水煎液在体内和体外实验中具有抗凝血或溶血效应，进一步说明该药在中医临床上用于活血化瘀、行气止痛具有一定的理论和实践意义，为九香虫的中药现代化开发利用提供了基础数据和理论支持。

参 考 文 献

高源，陈建伟，李鹏，等.2010.九香虫抗凝血作用的研究[J].现代中药研究与实践，24（3）：34-36.

谷万里，张俏，史载祥.2007.寒凝血瘀证动物模型的研究述评[J].中国中医药信息杂志，14（6）：89-91.

贾丹辉.2006.息痛颗粒对小鼠出凝血时间及血瘀型大鼠血小板聚集的影响[J].郑州大学学报（医学版），41（3）：574-575.

潘大理，王律修.1987.九香虫外涂治疗血管瘤[J].中医杂志，11：40.

肖培根.2002.新编中药志（第四卷）[M].北京：化学工业出版社：300.

第十四章
九香虫的促进有效成分转化作用

九香虫作为重要的中药昆虫，在中医临床上用于治疗阳痿、疼痛等证，现代医学还发现其有抗癌、抗菌及生殖系统损伤的保护作用等，且不断有学者针对九香虫的新功能进行研究，如九香虫对紫芝发酵产生的抗癌活性物质紫芝多糖和三萜类物质有促进作用，具体研究方法及结果见下文详述。

一、紫芝发酵工艺

紫芝是灵芝的一种，现代药理学研究发现灵芝可预防和治疗肿瘤、慢性肝炎、支气管炎、动脉硬化、肾炎等疾病，备受国内外学者关注。因此，有关灵芝菌体和抗肿瘤成分——灵芝多糖和三萜类物质的规模化生产技术是目前研究的热点。

选用液体深层培养真菌的方法，具有快速增殖菌体细胞、活性物质的有效成分且易于分离利用、显著提高生产效率等优点，发展前景良好。现在灵芝的有效成分获取大多是通过深层培养技术，但紫芝的相关研究较少。另外，液体发酵的培养基组分大多是葡萄糖、蛋白胨、酵母膏、氯化钾、硫酸镁及维生素B_1等，这些培养基在大规模生产中成本较高。若能利用米糠、玉米粉、麸皮、黄豆等价格较低的粮食资源作为紫芝发酵的主要培养基，将大大降低紫芝的工业化生产成本。因此，针对适宜紫芝液体发酵的粮食资源作为培养基进行正交实验验证，筛选出适宜紫芝液体发酵的粮食型培养基组成，即米糠6g/L、玉米粉20g/L、黄豆粉12g/L、蔗糖20g/L，此培养基培养的紫芝生物量可达15.12g/L。

二、九香虫对紫芝活性物质产量的影响

紫芝活性成分——紫芝多糖和紫芝三萜类物质具有重要的生物活性，如何提高其产量是紫芝液体发酵的重要研究内容。目前，微生物发酵生产具有利用价值的次生代谢产物的一般策略是通过菌种的改造和发酵过程的优化，加入外源因子来刺激胞外产物的分泌也是一种提高胞外活性产物的有效手段。因此，利用九香虫进行紫芝发酵，有可能产生新的活性物质和提高药效。

　　王晓玲等在紫芝液体培养基中添加一定量的九香虫，研究了不同添加量对紫芝生长和活性物质生物合成的影响。

　　1.不同添加量对紫芝生物量的影响　虫粉的添加量在0～5g/L时，虫粉的加入基本不会影响紫芝生物量的产量，且添加量为5g/L时，生物量比对照略低为14.75g/L。随着虫粉量的继续增加，会抑制紫芝的生长，紫芝生物量产量逐渐降低。

　　2.不同添加量对紫芝胞内和胞外多糖的影响　随着九香虫粉添加量的增加，对紫芝胞内多糖和胞外多糖的产量有一定影响。当虫粉添加量为3～5g/L时，会促进紫芝胞内和胞外多糖的产量，尤其当添加量为5g/L时，胞内和胞外多糖的产量分别为105.01mg/g和28.09mg/100ml，且比对照分别高出27%和13%。由此可见，从获得更多的紫芝胞内和胞外多糖的角度来看，九香虫的适宜添加量应为5g/L。

　　3.不同添加量对紫芝胞内和胞外三萜类物质的影响　随着九香虫粉添加量的增加，对紫芝胞内和胞外三萜类物质的产量有一定影响。当虫粉添加量为3～5g/L时，对胞内三萜类物质的产量无显著影响，其中添加量为5g/L时，胞内三萜类物质的产量最大为240.2mg/L，但比未添加九香虫的对照仅提高4%；而当虫粉添加量为3～5g/L时，对胞外三萜类物质的产量有显著影响，其中添加量为5g/L时，胞外三萜类物质的产量最大为157.1mg/L，比未添加九香虫的对照提高17.7%。若继续增加九香虫粉的添加量，胞内、外三萜类物质的产量急剧下降。由此可见，在添加量适宜的情况下，紫芝胞内、外三萜类物质的产量均会有所提高，但胞内三萜类成分不如胞外三萜类成分增加得多。

　　综上所述，九香虫粉的添加量在0～5g/L时，虫粉的加入基本不会影响紫芝生物量的产量，也不会促进菌丝的生长，但虫粉量的继续增加会抑制紫芝菌体的生长。当虫粉添加量为3～5g/L时会促进紫芝胞内、外多糖的产量，但胞内多糖产量增加更显著，可能与细胞内大量的酶系作用有关，它们能吸收虫粉中的某些成分而促进胞内多糖的合成。当虫粉添加量为3～5g/L时，会促进胞内、外三萜类物质的产量，其中，5g/L时对胞内外三萜类物质影响最大。因此，九香虫粉的加入对胞内多糖和胞外三萜类物质的促进作用最明显，其次是胞外多糖和胞内三萜类物质。适量的九香虫能刺激紫芝活性物质的生产，但较多量的九香虫则会抑制紫芝的生长，且九香虫中的刺激因子和抑制因子尚不清楚，有待今后进一步深入研究。

三、九香虫提高紫芝活性物质产量的有效成分研究

　　前期实验结果表明，适宜的九香虫含量对紫芝多糖和三萜类物质的生物合成有促进作用，但九香虫的有效成分尚不清楚。由于九香虫属于虫类中药，其特点

就是化学成分复杂，而要想对其有效成分进行研究一般首先采用不同极性的溶剂进行提取，其次对每部分提取物进行活性实验，以确定中药的有效部位，最后对该部位物质进一步提取、分离和纯化。因此，王晓玲采用上述方法，研究不同部位提取物对紫芝发酵生产生物活性物质的影响，初步了解九香虫提高紫芝活性物质产量的有效成分。

1. 九香虫不同提取物的制备 根据九香虫的药物性质，选择三种不同极性的溶剂提取其有效成分，分别是水、乙醇和乙醚，具体方法如下：

水提物的制备：称取适量九香虫样品，加倍量水先浸泡，再用电炉煎熬，调整适当的加热温度，保持温和的沸腾状态。煮沸后倒出药汁，补加适量冷水于药渣中，再煮沸，倒出药汁。合并药汁控制至适当体积，过滤，获得九香虫水提物。

乙醇提取物的制备：称取适量九香虫样品，加倍量乙醇浸提，过滤、减压蒸去乙醇，再加乙醇至适当体积，静置、过滤，获得九香虫乙醇提取物。

乙醚提取物的制备：采用索氏提取法。称取适量九香虫样品，用已脱脂的滤纸和细棉线包扎好，置于索氏提取器的提取筒内，连接脂肪烧瓶及冷凝管，加入乙醚。通入冷凝水，用恒温水浴进行加热回流。再用旋转蒸发器挥干乙醚，获得九香虫乙醚提取物。

2. 九香虫三种提取物对紫芝生物量的影响 水提物和乙醇提取物的添加量在 $0 \sim 5g/L$ 时，基本不会影响紫芝的生长。水提液随着剂量的增加而显著抑制紫芝的生长，水提液对生物量的影响跟虫粉基本是一致的。乙醇提取物的添加量为 $8g/L$ 时，会稍微促进紫芝的生长，其他的添加量都会抑制生物量的产量。与上述两种提取物相比，乙醚提取物的添加量在 $5g/L$ 时，提高了菌体的生物量。换言之，九香虫整虫对紫芝的生长并没有促进作用，但其乙醚提取物却具有刺激菌体生长的作用，其原因尚不清楚。

3. 九香虫三种提取物对紫芝胞内多糖的影响 适当的水提液能显著提高胞内多糖的产量，比九香虫粉的效果更佳，而乙醇和乙醚提取物的添加对胞内多糖产量基本无影响，这说明九香虫水提取物中有胞内多糖合成的促进因子。因此，九香虫中促进紫芝胞内多糖合成的有效成分为九香虫水提取物。

4. 九香虫三种提取物对紫芝胞外多糖的影响 九香虫乙醚提取物能显著促进胞外多糖的分泌，而乙醇和水提取物的添加对胞外多糖产量影响较小。因此，这说明九香虫促进胞外多糖分泌的有效成分可能为其乙醚提取物。

5. 九香虫三种提取物对紫芝胞内外三萜类物质的影响 三种提取物对紫芝胞内三萜类物质的产量无明显影响，但是加大剂量会抑制胞内三萜类物质的合成。三种提取物在适当的添加量时都会促进紫芝胞外三萜类物质的生产，但乙醇提取物的促进作用最显著。因此，推测九香虫提高胞外三萜类物质产量的有效成分主要为九香虫乙醇提取部分。

综上所述，九香虫促进紫芝生长生物量增加的有效成分可能是九香虫乙醚提取物，促进紫芝胞内多糖合成的有效成分可能为九香虫水提取物，对胞外多糖的分泌有一定促进作用的是九香虫乙醚提取物，而提高胞外三萜类物质产量的有效成分可能为九香虫乙醇提取物。虽然九香虫促进紫芝活性成分生物合成的有效部位已初步明确，但是各部位的有效成分仍不清楚，还需进一步深入研究。

参 考 文 献

陈书明.1997.灵芝肽多糖生物活性初探[J].食用菌学报，4（2）：40-42.

林志彬.2001.灵芝的现代研究[M].北京：北京医科大学出版社.

罗俊，林志彬.2002.灵芝三萜类化合物药理作用研究进展[J].药学学报，37（7）：574-578.

王晓玲.2005.九香虫对紫芝发酵生产紫芝多糖和紫芝三萜的影响研究[D].长沙：中南林学院.

张卫国，刘欣，陈永泉.2003.灵芝多糖的研究进展[J].饮料工业，6（4）：5-9.

庄毅.1991.药用真菌的固体发酵[J].中国药学杂志，26（2）：80-82.

第十五章
九香虫的其他作用

近年来，笔者及其他学者研究发现九香虫的部分提取物（如多肽、小分子化合物等）具有修复生殖系统损伤、抗癌、抗菌、促进生物转化、抗凝血等功效，但其真正发挥作用的有效成分并不清楚。由前文所知，晏永明从九香虫中分离出多种小分子化合物，并已明确了59种化合物的分子式和结构式，下文将介绍其中5种单体化合物被用于糖尿病肾病和成体神经干细胞增殖的研究进展。

一、抗糖尿病肾病

慢性肾脏病在国内外的发病率已高达10%以上，该病较为隐匿，缺乏治疗药物，易进一步导致肾衰竭，最终患者只能依赖血液透析和肾脏移植。由于慢性肾脏病发病机制复杂，至今没有有效的治疗药物控制其发生发展。

九香虫性温味咸，归肝、脾、肾经，具有理气止痛、温中助阳的作用，说明从中医角度讲九香虫具有补肾、通络的功效，络病与微血管病变相关，且肾病属微血管病变，提示从九香虫体内获得治疗肾病的活性小分子化合物是可能的。因此，科研人员从九香虫中寻找新的防治药物，用于慢性肾病的相关研究。

研究证实，从九香虫中发现的结构新颖的多巴胺三聚体——（±）-aspongamide A具有显著抑制高糖诱导的肾系膜细胞分泌细胞外基质与炎症因子的作用，且是Smad3磷酸化抑制剂，可显著抑制转化生长因子（TGF）-β_1诱导的Smad3磷酸化及Smad3的表达，并在肾系膜细胞上能显著抑制高糖诱导的促细胞炎症因子白细胞介素（IL）-6、胶原（collagen）Ⅳ和纤连蛋白（fibronectin）的分泌。鉴于TGF-β/Smads信号途径是介导器官纤维化的主要通路，提示该化合物在慢性肾病包括糖尿病肾病与肾纤维化等中具有应用价值。

此外，还发现化合物 trans-2-（3′,4′-dihydroxyphenyl）-3-acetylamino-7-hydroxyethyl-1,4-benzodioxane能显著增加肾小管上皮细胞分泌胶原Ⅰ和α-平滑肌肌动蛋白（SMA）表达。这些因子参与了内脏纤维化和皮肤修复，因此可推测多巴胺二聚体可能对皮肤修复有益。从仿生学角度来看，这一推测与这类成分参与甲壳虫表皮硬化相符合，也表明昆虫中存在双向调节的活性成分。

二、促进成体神经干细胞增殖

研究还发现核苷碱基衍生物asponguanosine A、asponguanosine B及asponguanine A有促进成体神经干细胞增殖的作用，提示这些化合物可能对神经系统损伤性疾病的康复有潜在的治疗价值，值得进一步研究。

通过学者们对九香虫中分离出来的单体化合物活性研究显示，某些多巴类化合物在肾病方面具有一定的活性，如（±）-aspongamide A可显著抑制细胞外基质与炎症因子作用等，提示该化合物在慢性肾病包括糖尿病肾病与肾纤维化等疾病中具有应用价值。此外，研究发现九香虫中分离的另一类物质即核苷碱基衍生物在神经系统方面具有一定活性，提示这些化合物对神经系统损伤性疾病有潜在的治疗价值，值得进一步研究。

综上所述，九香虫体内新颖结构化合物的发现不仅加深了人们对这一虫类中药化学成分的认识，也为其进一步的合理开发利用提供了新的化学物质基础，对开发具有潜在应用价值的活性单体化合物及形成具有自主知识产权的创新药物具有重要的意义。

参 考 文 献

晏永明. 2015.九香虫、日本琵琶甲虫和灵芝的化学成分与生物活性研究 [D].昆明：中国科学院昆明植物所.

Yan YM，Ai J，Shi YN，et al. 2014.（±）-Aspongamide A，an N-acetyldopamine trimer isolated from the insect *Aspongopus chinensis*，is an inhibitor of p-Smad3[J].Org Lett，16：532-535.

彩　图

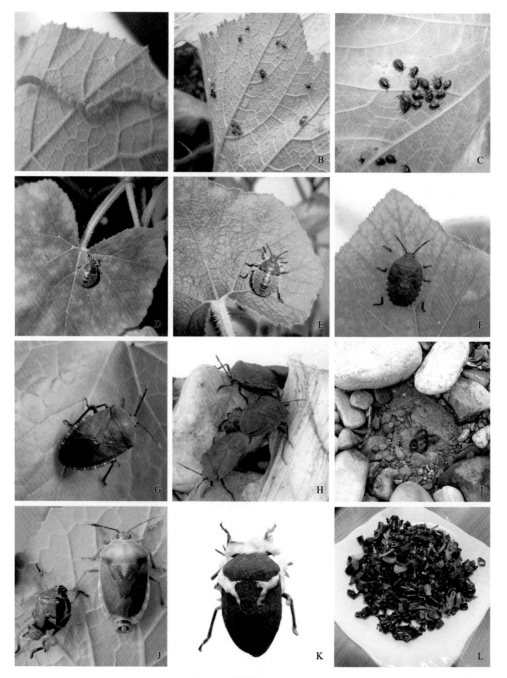

图版 I

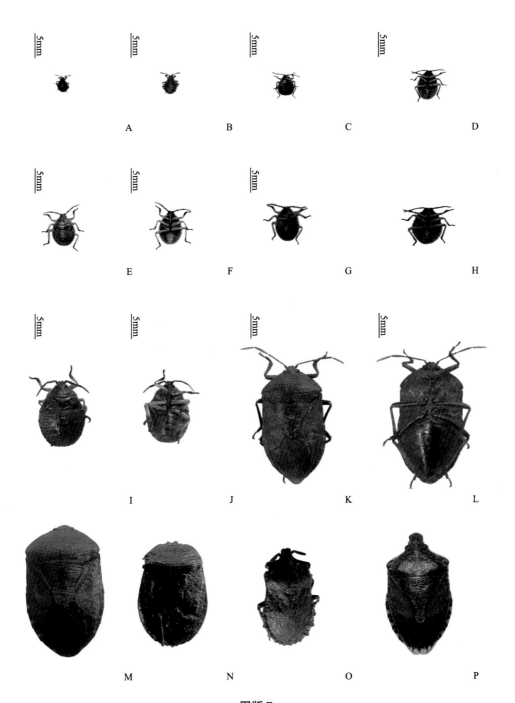

A   B   C   D

E   F   G   H

I   J   K   L

M   N   O   P

图版 II

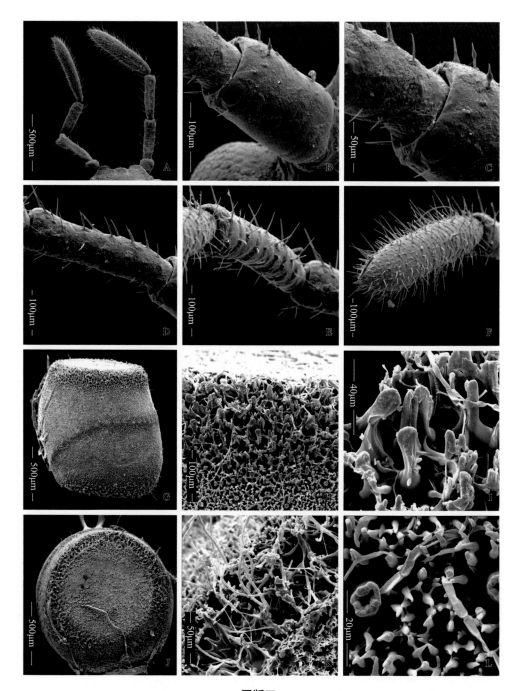

图版Ⅲ

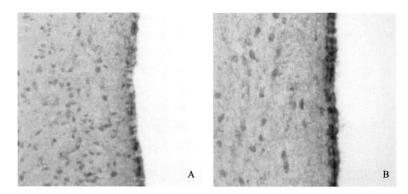

彩图11-1　九香虫对CCI前后大鼠lPAG中P2X3受体表达的影响

A.外周神经慢性结扎性损伤组，即模型组；B.外周神经慢性结扎性损伤后九香虫干预组，即干预组

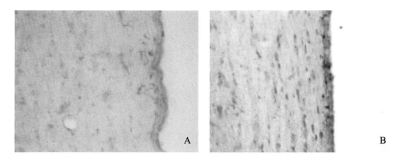

彩图11-2　九香虫对CCI前后大鼠lPAG中P2X4受体表达的影响

A.外周神经慢性结扎性损伤组，即模型组；B.外周神经慢性结扎性损伤后九香虫干预组，即干预组

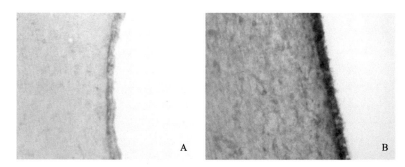

彩图11-3　九香虫对CCI前后大鼠lPAG中P2X7受体表达的影响

A.外周神经慢性结扎性损伤组，即模型组；B.外周神经慢性结扎性损伤后九香虫干预组，即干预组

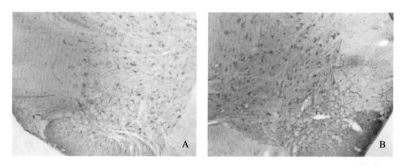

彩图11-4 九香虫对CCI前后大鼠脊髓中P2X3受体表达的影响

A.外周神经慢性结扎性损伤组，即模型组；B.外周神经慢性结扎性损伤后九香虫干预组，即干预组

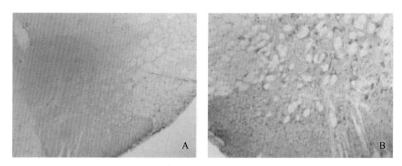

彩图11-5 九香虫对CCI前后大鼠脊髓中P2X4受体表达的影响

A.外周神经慢性结扎性损伤组，即模型组；B.外周神经慢性结扎性损伤后九香虫干预组，即干预组

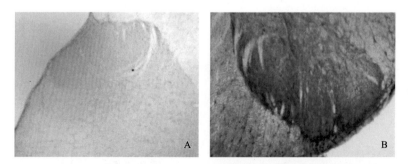

彩图11-6 九香虫对CCI前后大鼠脊髓中P2X7受体表达的影响

A.外周神经慢性结扎性损伤组，即模型组；B.外周神经慢性结扎性损伤后九香虫干预组，即干预组